굶지 말고 해독하라

Feel great, lose weight

Copyright © 2010 by Andreas Moritz
All Rights Reserved.

Published by agreement with Ener-Chi Wellness Center, LLC through The Yao Enterprises, LLC

No part of this book may be used or reproduced in any manner
whatever without written permission except in the case of brief quotations embodied in critical articles
or reviews.

Korean Translation Copyright © 2015 by the Editor Publishing Company
Korean edition is published by arrangement with The Yao Enterprises, LLC
through BC Agency, Seoul Korea.

이 책의 한국어판 저작권은 BC 에이전시를 통한
저작권자와의 독점 계약으로 에디터출판사에 있습니다. 저작권법에 의해
한국 내에서 보호를 받는 저작물이므로 무단전재와 복제를 금합니다.

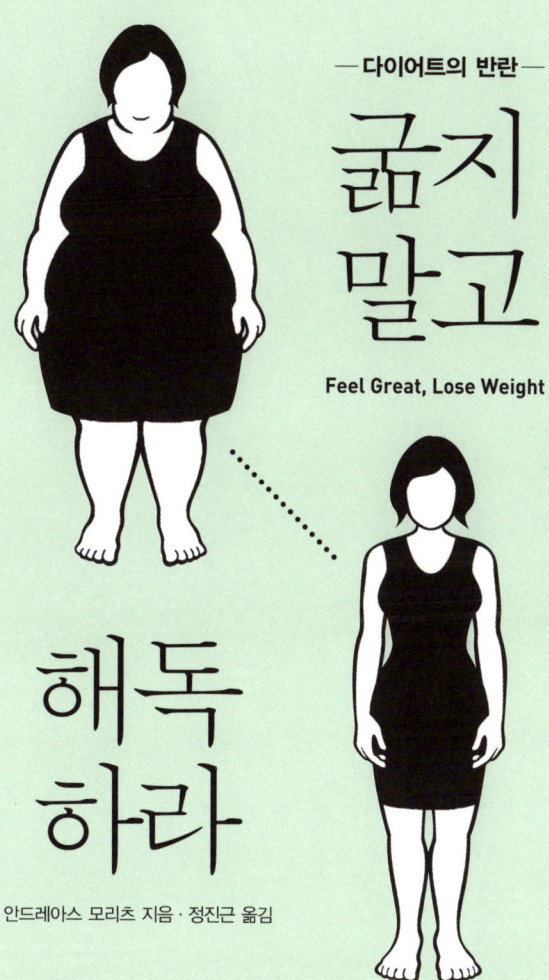

— 다이어트의 반란 —

굶지 말고

Feel Great, Lose Weight

해독 하라

안드레아스 모리츠 지음 · 정진근 옮김

에디터
editor

저자 서문

독성 중독이 비만의 원인이다!

다이어트에 효과가 있다는 온갖 약을 복용하고 그와 관련된 많은 책을 읽어본 사람이라면 무언가 결정적인 하나가 빠진 게 아닐까 하고 궁금해할 수도 있을 것이다. 여러분은 다이어트 전문가나 헬스클럽 혹은 다이어트 전문 의사나 제약회사에서 만든 살 빼는 약에 자신의 건강과 체중을 맡기도록 유도하는, 통상적인 선전 문구의 유혹에 오랫동안 현혹되어 있었을 것이다. 무력한 개인들은 자기 잇속만 차리는 그런 과장 광고를 믿다가 반드시 혹독한 대가를 치르게 된다.

하지만 다이어트에 관한 일반적인 가이드북에서 좀처럼 언급되지 않는 것이 있는데, 바로 체중 감량이 몸을 치유하는 것과 관련 있다는 사실이다.

일반적인 의학의 도움을 받아 체중을 감량하는 것은 '치유의 힘'을 의사나 사기꾼 혹은 인터넷의 지배하에 들어가도록 만든다. 그러나 여러분이 자신의 인생에 스스로 책임을 지게 된다면, 여러분은 치유의 초점을 '껍데기'에서 '핵심'으로 옮겨가게 되는 것이다. 그리고 누구라도 이 일을 완벽하게 수행한다면 그것이 정말 효과 있음을 알게 될 것이다.

체중 감량은 자세나 사고방식을 의미한다. 그것은 의식적이고 능동적인 선택이다. 여러분이 이처럼 매우 중요한 선택을 한다는 것은 여러분이 자신 그리고 자신의 체중과 인생을 스스로 결정할 준비가 되어 있다는 것을 의미한다. 또한 그것은 여러분이 스스로를 치유할 수 있는 것은 자기 자신밖에 없다는 사실을, 오로지 자기 자신밖에 없다는 사실을 진정으로 깨달았음을 의미한다.

이 책을 통해 우리는 약물에 의존하지 않고, 반짝 유행하는 일시적인 방법도 아니고, 칼로리를 계산하거나 힘들게 유산소 운동을 하는 것도 아니면서, 자연스럽게 체중을 감량하는 방법에 대해 논의하게 될 것이다. 인간의 몸은 놀라울 정도로 정교해서, 끊임없이 평형 상태와 항상성을 추구한다.

실제로 균형에 대한 욕구가 너무 강한 우리의 몸은 외부의 학대를 수용하면서 생존하기 위해, 완전히 부서지기보다는 스스로의 형태를 일그러뜨리고 구부러지는 쪽을 선택한다.

몸의 평형 상태를 가장 위협하는 것은 잘못된 식품 선택, 불규칙한 생활 습관, 만성 스트레스, 지속적인 신경 자극과 정서적 외상 등에서 비롯된 독성 물질의 남용이다. 또 이처럼 이루 말할 수 없이 많은 해로운 것들에 우리 몸을 노출시키면서도 여전히 양호한 건강 상태를 기대하는 심리 역시 몸의 평형을 위협하는 요소다.

이러한 변함없는 습관들은 우리 몸을 독성 중독 상태로 몰아간다.

우리는 이 책을 통해 우리 몸의 지방 조직이 정신 및 감정의 독소들에 맞서 어떻게 대항하는지를 살펴볼 것이다. 또한 우리는 이 책에서 어떤 사람들은 독소들에 대해 암이나 고혈압 등으로 반응하는데, 또 다른 사람들은 체중을 증가시킴으로써 이러한 독소들에 반응하게 되는지에 대해서도 살펴볼 것이다.

그리고 우리의 부주의한 습관과 날마다의 선택들이 생화학·생리학적 측면에서 살펴보았을 때 우리의 몸에 어떻게 벌을 주고 학대하게 되는지, 또한 그것들이 어떻게 우리 몸의 효소, 호르몬, 신경 전달 물질 및 소화 과정과 면역 체계를 혼란에 빠뜨리는지에 대해서도 검토할 것이다. 우리는 이러한 것들로 인해 질병에 걸리고 비만해지면서, 그것을 '유전적 소인'의 탓으로 돌린다.

한 가지 희망적인 점은 인간의 몸에는 최고의 합리성과 지혜가 있다는 사실인데, 그것은 우리가 수백만 년 동안 진화해오면서 물려받은 것이다. 하지만 우리는 먼저 우리의 몸이 자연이 의도한 그대로 기능하기 위해 필요로 하는 선결 조건들을 반드시 충족시켜야 한다.

과체중이나 비만이 된다는 것은 우리의 몸이 곤경에 처해 있음을 의미한다. 그러나 인간의 몸은 또한 놀라울 정도로 엄청난 회복력을 갖고 있다. 따라서 지금까지 당해온 학대에도 불구하고, 몸에 이런 상태를 일으킨 프로세스들을 반전시키고 몸의 생화학적 균형을 회복해서 최적의 체중을 되찾는 것이 절대 불가능한 일은 아니다.

때론 하찮게 보이는 것이 큰 변화를 가져올 수도 있다. 여러분은 음식을 한 번에 꿀꺽 삼키는 게 아니라 천천히 꼭꼭 씹어 먹는 것이 스트레스를 완화하고 그로 인한 체중 증가를 감소시킬 수 있는, 간단하지만 매우 강력한 방법이라는 것을 알고 있는가? 혹은 과거의 정신적 외상이나 다른 정서적인 장애, 글자 그대로 여러분의 몸을 구성하는 세포 하나하나에 쌓여 있는 그러한 정신적 장애들이 여러분을 비만으로 이끌 수도 있다는 사실을 아는가?

우리는 우리 자신의 정신과 몸이 너무 분리된 나머지 종종 단순한 사실을 보지 못할 때가 있다. 즉 정신과 몸이 스스로 조화를 이루고 주변 환경과 잘 어우러지는 것이 바로 행복이고, 그럴 때 비로소 건강과 정상적인 체중을 유지할 수 있다는 사실을 평상시 제대로 알아차리지 못하는 것이다.

아직은 소수에 불과하지만 점점 더 많은 사람들이 스스로 갖고 있는 어마어마한 힘을 깨닫고 있으며, 병적인 비만의 상태에서 정상적인 체중으로 돌아가는 일에 이 힘을 사용하기 위해 닫힌 문을 열고 있다.

우리가 그토록 무관심하게 지나친 아주 사소한 것들이 어떻게 우리의 몸 안에 있는 독소를 배출하고 효소와 호르몬의 균형을 되찾으면서 건강한 생활 습관을 받아들이게 만드는 중요한 도구가 되는지를 깨달아야 한다. 즉 적절한 식사, 숙면 그리고 신체적으로 활동적인 상태를 유지하는 일과 같은 것들이 얼마나 중요한 도구가 되는지를 깨닫기만 한다면, 우리 인생에서 경험할 수 있는 최고의 환상적인 여행이 될 것이다.

이런 식으로 설명해보자. 제약회사에서 만든 일반 약들이 우리가 믿는 것처럼 여러 가지 병에 효험이 있다면, 전 세계적으로 보건 및 의료 예산이 그처럼 빠르게 증가하는 이유는 무엇인가? 미국인 중에서 3분의 2가 과체중이거나 비만이고 그 수가 아직도 증가하는 이유는 무엇인가? 그리고 살 빼는 약이나 비만 '특효약'이 시장에서 그토록 많이 팔려나가도록 보건 당국이 허용하는 이유는 무엇인가?

미국 질병통제예방센터에 의하면, 평균적인 미국인들이 이미 10kg가량 과체중이라고 한다. 연구원들은 지난 30년간의 추세가 앞으로도 계속될 경우, 2030년이 되면 미국인 성인 중 86%가 과체중 상태가 되고, 2048년이 되면 미국인 성인 모두 과체중 상태가 될 수도 있을 것이라고 예측했다.

비만이 단지 생명을 위협하는 건강 상태를 나타내기만 하는 것은 아니다. 비만은 우리로 하여금 매우, 매우 많은 돈을 낭비하게도 만든다. 일부 조사 결과에 의하면, 과체중 상태에 있는 사람들이 그렇지 않은 사람들에 비해 의료비로 연간 1400달러 이상을 더 쓰는 것으로 나타났다.

비만을 치료하려면 과체중인 사람들이 흔히 앓고 있는 당뇨나 심장 질환 등을 비롯한 기타 질병까지 함께 다루어야 하기 때문에, 비만은 매우 많은 돈이 드는 질병이다.

국가 예산의 측면에서 보았을 때, 미국의 2009년 조사 결과에 의하면 비만과 관련 있는 질환을 치료하기 위해 쓰이는 돈이 전체 의료비의 9.1%에 달했는데, 이는 10년 전의 6.5%에 비해 크게 증가한 수치다. 같은 기간 동안 비만율은 37% 증가했다.

절대 비용의 측면에서 살펴보면 비만과 관련된 비용은 연간 1470억 달러로, 심장 질환과 암 그리고 당뇨에 들어가는 비용 다음으로 많은 금액이다. 특히 당뇨는 비만과 아주 밀접한 관련이 있는 질병으로, 미국 납세자들이 연간 1900억 달러의 돈을 쓰게 만든다. 미국 연합건강재단의 리드 턱슨(Reed Tuckson)에 의하면, 2018년에는 비만과 관련된 의료 비용이 무려 연간 3440억 달러로 치솟을 것이라고 한다.

하지만 우리가 일반 의학에 의존하는 대신 대자연의 지혜에 귀 기울인다면, 우리의 몸을 살아 있는 화학 실험실로 만드느라 수천억 달러의 돈을 의사와 병원 그리고 제약회사들에 갖다 바치지 않아도 될 것이다.

우리는 우리의 타고난 지혜에 귀를 기울이고 자연이 우리를 위해 준비한 계획을 따라야 한다. 우리에게는 스스로를 치유하는 능력이 있다.

안드레아스 모리츠

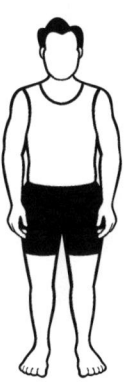

차례

저자 서문 · 5

제1장 | 근거 없는 믿음

사회적 선택 · 19
체중 감량에 대한 잘못된 믿음 · 22
체형 분류 · 28
건강한 몸과 정상 체중 · 30
몸속 청소하기 · 31
자연스러운 체중 조절 · 33

제2장 | 비만의 원인

육체가 아닌 정신 · 41
화학물질과의 전쟁 · 44
색소에 들어 있는 독성 물질 · 46
지방의 유혹 · 48
달콤한 유혹 · 51
몸에 좋은 것은 입에 쓰다 · 54
건강한 버터 · 60
건강한 오일 · 63
'좋은' 기름과 '나쁜' 기름 · 65

제3장 | 몸속에서 일어나는 일들

생명의 에너지 · 73
소화: 존재의 중심 · 75
림프: 천연 정화 장치 · 80
대장: 하수관이 역류할 때 · 84
신장: 돌로 지은 집! · 86

제4장 | 3대 위험

위험한 3인조 · 96
간: 천연 필터 · 100
간: 천연 용광로 · 103
암: 중독된 세포 · 106
독소주입 · 112
위험한 믿음 · 121

제5장 | 생물학적 전투

약은 치료제인가 질병의 원인인가? · · · · · · · · · · · · · · · · · 125
찾기 힘든 기적의 치료제 · 131
기적의 치료제는 없다 · 136
공복 호르몬 · 139
스트레스는 비만의 원인 · 142
식욕: 마스터키 · 144

제6장 | 수술: 치명적인 해결책

미봉책 · 151
야만적인 치료법 · 155

협력자 혹은 사기꾼 · 158
병적인 갈망 · 163
자연으로 돌아가라 · 167

제7장 | 설탕에 대한 집착

설탕 중독 · 175
과당: 옥수수를 이용한 속임수 · 182
액상과당은 무엇인가? · 183
액상과당의 문제점 · 184
식품 라벨의 함정 · 187

제8장 | 잘못된 것 바로잡기

콜레스테롤에 대한 잘못된 믿음 · 193
염증이란 무엇인가? · 198

제9장 | 해결사

효소: 천연 촉매 · 211
가공되지 않은 식품은 건강에 좋은가? · · · · · · · · · · · · · · · · · 218
다양한 색깔의 음식 · 221

제10장 | 몸속 청소하기

질병: 근본적인 치유 · 229
몸의 균형 다시 바로잡기 · 232
먹는 음식 · 241
음식에 대한 진실 · 247

제11장 | 자연의 리듬

- 휴식 · 263
- 렙틴: 한밤중의 배고픔 · 266
- 그렐린: 성장하는 식욕 · 267
- 충분한 수면 취하기 · 269
- 생체 시계에 맞춰라 · 271

제12장 | 운동이 아니라 활력

- 왜 운동을 하는가? · 277
- 무리하지 마라 · 281
- 속도를 조절하라 · 284
- 운동에 대한 팁 · 287
- 수분 부족 · 289
- 생명력 · 292
- 운동과 체질 · 293
- 정신과 신체의 조화 · 294

제13장 | 위대한 유산

- 소아 비만의 유형 · 301
- 텔레비전 시청의 영향 · 306
- 소아 비만에 대한 여러 고찰 · 311

제1장
근거 없는 믿음

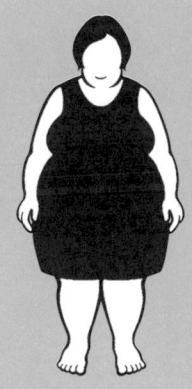

사회적 선택

 체중 감량 프로그램들이 약속하는 '즉각적인 해결책'과 '놀라운 팁'들을 볼 때마다 나는 깜짝 놀란다. 하지만 그중에서도 나를 가장 놀라게 만드는 것은 '11일 안에 5kg' 혹은 '45일 안에 11kg'의 살을 빼도록 만들어줄 수 있다고 주장하는 프로그램이나 웹사이트들이다.
 부당한 방법으로 돈푼이나 벌려는 것이 너무 빤하게 보이는 사기꾼들을 제외하더라도, 여러분의 초과 체중을 진정으로 걱정하면서 그것을 빼주겠다고 약속하는 영양사 혹은 영양학자 그리고 헬스클럽이나 유산소 운동을 비롯한 체중 감량 프로그램은 셀 수 없이 많다.
 이런 체중 감량 프로그램에 가입한 사람은 곧바로 체중계에 올라가고 줄자로 허리둘레를 잰 다음, 러닝머신이나 헬스클럽에서 반복해야 할 운동 등이 포함된 프로그램을 받아 들게 된다.
 이처럼 '군살을 제거하려는' 필사적인 노력의 이유 중에는 날씬하고 호리호리하면서, 여성의 경우에는 섹시하게 보이고 남성의 경우에는 근육질의 마초처럼 보이는 완벽한 몸매를 갖고 싶은 욕망과 관련이 있을 것이다.

우리는 이를 사회적 선택이라 부르는데, 우리가 사는 사회에선 남성이든 여성이든 '아름다운' 사람들이 교묘하게 우대받고, 날씬하고 호리호리하면서 '잘생겨' 보이는 사람들이 좋은 대우를 받는다. 우리 대부분은 사회의 특정한 기준에 부합하도록 몸을 만드는 사람들에게 더 호의적으로 대하고 그렇지 않은 사람은 그가 누구든 의심쩍은 눈으로 보도록 길들여져 있다.

우리는 광고나 텔레비전 화면, 식품 포장지를 비롯하여 실질적으로 거의 모든 곳을 뒤덮고 있는 날씬하고 건강미 넘치는 몸매가 만들어내는 이미지에 끊임없이 노출된 채 살아가고 있다. 그러나 이런 기준은 누가 만드는 것인가? 어떤 사람이 날씬한지 뚱뚱한지는 누가 결정하는가? 그리고 이상적인 체중은 정말 존재하는 것인가?

과체중이거나 임상적으로 비만인 수백만 명의 사람들에게는 어떤 일이 일어나는가? 사회가 요구하는 미적 기준에 부합하지 않는 것 따위는 그들에게 큰 문제가 아니다. 과체중이나 비만으로부터 비롯되는 건강상의 문제가 너무나도 많아서, 사회가 우리에게 강요하는 거울(기준)에는 신경 쓸 필요가 없다.

비만이 여러 가지 심각한 질환 중에서도 심장 질환, 당뇨 및 심혈관계 질환의 발병 위험을 몇 배나 증가시킨다는 것은 잘 알려진 사실이다. 그리고 몸 전체와 몸을 구성하는 여러 기관 및 장기에 생기는 질병들은 체중이 초과된 상태가 불러일으키는 합병증의 일부일 뿐이다.

비만인 사람들은 몸 내부의 오염, 내부 장기의 폐색, 독성 중독 등으로 고통을 겪고 오랜 세월 동안 몸속에 독성 노폐물이 돌아다닌다.

비만은 매우 현실적인 문제이고 미국에서는 놀라울 정도로 많은 사람들이 비만인 것으로 여겨져왔다. 실제로 미국은 '뚱뚱한 사람들의 나라'라는 별칭을 갖고 있을 정도다. 또한 미국에서 비만은 가장 높은 비율의 사망 원인 중 하나이며, 소아 비만과 심장 질환 그리고 당뇨는 꽤 오랫동안 사람들의 걱정을 사고 있는 질병이다.

미국 보건 당국에 의하면, 미국인 가운데 3분의 2 이상이 과체중 상태이고 3분의 1은 비만으로 분류될 수 있는 상태라고 한다.

미국 정부에서 발표하는 국민건강영양조사(NHANES, National Health and Nutrition Examination Survey)의 2005~2006년 자료를 인용한 구체적인 숫자로 말하면, 미국인의 66%(2억 명) 이상이 과체중 상태이고, 그 안에는 34%의 비만 인구도 포함되어 있다는 것이다.

또 이 조사에서는 이러한 비율들이 지난 20년 동안 상당한 증가 추세를 보여주고 있다는 사실을 발견했다. 놀라운 일도 아닌 것이, 이것은 개인용 컴퓨터가 점점 더 많은 일을 처리하게 되고 (여행이나 운동을 포함해) 몸을 직접 움직여야 하는 일들이 점점 줄어들면서 미국인들이 갈수록 몸을 많이 움직이지 않는 생활 습관을 갖게 되고, 패스트푸드와 가공식품에 대한 탐닉이 증가하는 추세와 정확히 일치한다.

게다가 비만은 어린이와 청소년 건강에 심각한 문제를 일으킨다. 국민건강영양조사의 1979~1980년 자료와 2003~2006년 자료를 살펴보면 2세에서 19세까지의 어린이와 청소년의 과체중 상태 비율이 약 17%까지 증가한 것으로 드러났다.

체중 감량에 대한 잘못된 믿음

과체중 상태에 있는 대부분의 사람들이 체중을 감량하고 싶어 한다는 것은 의심할 여지가 없다. 하지만 대중매체나 화장품업계, 제약업계 혹은 식품 제조업자들에 의해 체중을 줄이고자 하는 그들의 바람이 때때로 증폭되기도 한다. 아무런 양심의 가책도 느끼지 않으면서 오로지 이익만 추구하는 이 거대 기업들은 외모와 체중에 대한 여러분의 불안감을 조장하여 이익을 얻는다.

그들은 소위 건강의 표준이라는 것을 제시하면서 여러분을 연약하고 자존감이 적은 사람으로 만들고, 건강과 '멋진 외모'를 유지하려면 살을 빼야 한다고 믿도록 어리숙한 대중들을 선동한다.

이것은 매우 단순하지만 묘한 매력이 있는 논리라서 수많은 사람들을 절대로 빠져나올 수 없는 함정에 빠뜨린다. 여러분이 절망하는 바로 그 순간에, 그들은 정상 체중과 건강을 회복할 수 있는 해결책으로 자신들의 놀라운 제품들을 내놓으며 여러분의 뇌리에 이상적인 체중을 각인시킨다.

이처럼 약탈자와 같은 기업들이 관여하는 한, 여러분이 직면한 문제를 해결하는 방법은 오직 한 가지뿐인 것처럼 보인다. 바로 그들이 팔고 있는 수백 개의 체중 감량용 제품 가운데 한두 제품을 약국에서 구입하거나 병원에서 처방받는 것이다. 이런 고정관념이 전 세계의 수많은 사람들로 하여금 편협한 의학적 견해와 결국은 자멸에 이를 뿐인 방법들을 체중 감량을 위한 노력의 일환으로 받아들이도록 만들어왔다.

이것은 마치 소수의 사람들에게 재정적 이익을 가져다주는 마법의 집단정신을 배양하는 것과 같다고 할 수 있다. 이로 인해 여러분의 집 주변에 있는 식품점 진열대에는 점점 더 많은 가공식품들이 채워진다. 결국 국가 전체적으로 보면 비만인들의 수가 점점 증가하는 것이다.

만약 식품업계와 제약업계가 이런 짓을 하지 않는다면, 누가 과연 그들이 강요하는 날씬한 몸을 갖기 위해 그처럼 많은 약을 구매하고 체중 감량 프로그램에 돈을 쓰겠는가?

운동과 식이요법은 대부분의 체중 감량 프로그램에서 핵심 역할을 하는 것이어서, 체중 감량 관련 제품과 약들은 이 두 가지 요소와 연관이 있다. 물론 그중에는 체중 감량을 위한 '매우 빠르고 안전한 비법'이라고 주장하는 일부 황당한 방법들도 있다.

그들이 추천하는 것들 중 하나로 과체중 상태의 수많은 사람들이 애용하는 방법이 있는데, 그것은 바로 평상시에 여러분의 몸이 하루 동안 소비하는 것보다 적은 양의 칼로리가 몸속으로 들어가도록 칼로리 섭취량을 줄이는 것이다.

실제로 다이어트 산업은 평균적인 지능을 가진 사람들을 교묘하게 혼란시킬 만한 온갖 전문 용어들을 만들어냈다. 식품점에 가보면 저설탕, 무지방, 저탄수화물, 저칼로리 혹은 저지방, 고섬유질 같은 용어들이 들어가지 않은 제품이 거의 없을 정도가 되었다.

만약 여러분이 추천받은 방법이 운동이라면, 여러분은 아마도 '지방을 태우고 근육을 만들어라', '헬스클럽에 다녀라', '고강도 운동을 해라' 혹은 '고통 없이는 얻는 것도 없다'라든지 '충분한 유산소 운동을 해라', '조금만 더 분발하자'와 같은 고통스러운 잔소리에 시달리게 될 것이다.

'먹는 양을 줄이고 소비되는 열량을 늘리도록 몸을 혹사시키라'는 메시지는 아주 이해하기 쉽고 분명하게 들린다.

극단적인 다이어트 과체중인 사람이 식이요법에 의한 체중 조절을 하게 되면 일시적으로 불안지수가 내려가는 것으로 보인다. 나는 그 같은 식이요법이 복잡한 영양 요구량과 우리 몸의 전체적인 건강에 어떤 영향을 미치는지에 대해 명확하게 알지는 못한다.

칼로리를 극단적으로 제한하는 크래시 다이어트나 굶는 다이어트는 몸에 안 좋은 영향을 미칠 수 있지만, 많은 사람들이 선호하는 방식이다. 이 중 유명한 것으로는 황제 다이어트(Atkins Diets, 고단백질 식품만 먹고 탄수화물 식품은 피하는 다이어트), 저인슐린 다이어트(South Beach Diet, 당지수가 낮은 식품 위주로 섭취하는 다이어트), 웨이트워처스 다이어트(Weight Watchers Diet, 운동량에 따라 음식물 섭취량을 조절하는 다이어트) 등이 있다.

실제로 1990년대 후반에서 2000년대 초에 걸쳐 미국을 비롯한 여러 나라에서 황제 다이어트가 인기를 끌었을 때는 미국인 11명 중 1명꼴로 이 다이어트를 하고 있었고 전 인구의 18%에 해당하는 사람들이 일반적인 저탄수화물 다이어트를 하고 있었다.

파스타나 쌀처럼 탄수화물 성분이 많은 식품의 판매량이 급격히 감소하고 식품업계에는 일대 혼란이 일어났는데, 특히 일부 메이저 브랜드의 경우에도 이 혼란을 피해갈 수는 없었다. 하지만 언제나 그렇듯, 일부 식품 제조업체는 이 같은 '저탄수화물 식품의 대유행'을 통해 큰돈을 벌었고, 탄수화물이 적게 들어간 제품에 대한 마케팅을 강화했다(코카콜라는 탄수화물과 설탕의 함량 및 칼로리를 일반 콜라의 절반가량으로 줄인 탄산음료 C2를 출시했다).

하지만 모든 유행이 그렇듯, 다이어트 효과에 대한 논란이 빠르게 번지고, 이것이 오랫동안 진정되지 않으면서 황제 다이어트의 인기는 점점 시들해졌다.

운동 좀 더 좋은 효과를 보려면 다이어트만으로는 충분하지 않다고 여기는 사람들, 즉 전문가들은 또 다른 방법을 추천하는데, 그것은 바로 극단적인 다이어트와 함께 격렬한 운동을 하는 것이다. 어떤 사람들은 마치 기적이 일어난 것처럼 보이는 효과가 나타나기도 한다. 그런 기적이 나타나는 사람들은 먹는 양을 갑자기 줄이면서 동시에 격렬한 운동으로 몸을 혹사시킬 만한 의지와 결단력이 있는 사람들이다.

영양보충제 영양보조제, 비타민 제제 혹은 에너지 드링크처럼 다이어트를 하면서 함께 먹도록 만들어진 제품들도 있다. 다이어트를 하는 많은 사람들이 겪는 대부분의 문제에 대해 마치 해결책이 준비되어 있는 것처럼 보이는 것은 정말 우연의 일치일까?

살 빼는 약 이런 약을 먹으면 간단하게 문제가 해결되는 것일까? 살 빼는 약은 체중 감량 관련 업계의 사랑을 듬뿍 받고 있다. 아프리카의 사막에서 들여온 살 빼는 약은 식욕 억제제로서의 역할을 한다.

이 약이 제약업계에 일으킨 흥분을 상상해보라. 현대 과학이 마침내 고대로부터 전해 내려온 약, 즉 비만을 치료할 수 있는 기적의 약을 발견한 것이다! 이 약은 협죽도과의 '선인장'에서 나온 추출물이다. 후디아(Hoodia)라는 이 약초에는 'P57'이라는 이름으로 불리는 화합물, 즉 글리코시드(glycoside, 배당체)가 들어 있는데, 이름만 들어서는 인체에 무해한 것처럼 보인다!

남아프리카공화국 과학산업연구부(CSIR)는 최초로 P57이라는 물질을 정제해 1996년에 특허를 내고 상업적인 목적을 위해 P57을 합성할 수 있는 라이선스를 영국계 제약회사인 파이토팜(Phytoparm)에 양도했다.

파이토팜은 제품 개발을 위해 파이저(Pfizer)와 제휴했지만, 그렇게 생산된 제품이 심각한 부작용을 초래하고 간을 손상시킨다는 사실을 나중에 알게 되었다. 이 약은 아직까지 미국 식품의약국(FDA)으로부터 인증을 받은 적이 없지만, 불법적으로 의사에 의해 처방되거나 판매되고 있으며 특히 온라인을 통한 거래가 활발하다.

대사촉진제 매우 빠른 체중 감량 효과를 보기 위해 의사가 처방하는 또 다른 약으로 대사촉진제가 있다. 이 약의 효능을 지지하는 사람들에 의하면, 대사촉진제는 우리 몸의 신진대사 속도를 증가시키고 그로 인해 인체에서 열을 발생시키는 효과가 탁월하다고 한다. 이는 몸 안의 열이 갑자기 증가하는 것을 의미하는데, 그로 인해 지방이 연소되거나 분해되는 것으로 여겨진다.

최면 치료   체중을 빠르게 감량하는 기발한 방법이 또 하나 있는데, 믿어지지 않겠지만, 바로 최면술이다! 최면 치료 지지자들은 (아마도 우리에게 엄청난 비용을 청구하겠지만) 환자들에게 최면을 걸어 특정 음식이 자신에게 해롭고 나머지 음식은 괜찮다고 믿도록 만든다. 세상일이 이렇듯 단순하다면 얼마나 좋겠는가!

스마트 푸드   체중을 감량하는 방법에 최면 치료와 쌍벽을 이루는 또 다른 기발한 방법으로 날씬한 몸매를 약속하는 것이 있는데, 바로 건강한 패스트푸드다. 이처럼 '칼로리를 걱정하는 사람들을 위한 음식'을 지지하는 사람들은, 패스트푸드를 '스마트 푸드'라는 그럴싸한 이름으로 재포장한다. 이것은 여러분이 맥도날드나 버거킹 혹은 웬디스버거 같은 패스트푸드 매장에서 음식을 주문할 때, 그들이 실제로 여러분이 섭취하는 칼로리를 감소시키는 음식을 제공하는 것처럼 믿도록 만든다.

햄버거용 고기를 만들기 위해 도살된 소가 자연환경의 목장에서 사육되었고, 그렇게 생산된 고기를 사용하면 여러분이 섭취하는 칼로리를 조절할 수 있다고 주장한다. 누가 이처럼 믿을 수 없는 말들을 지어내고 퍼뜨리는지 도무지 알 수가 없다.

체질량지수 체중에 신경 쓰는 사람들이 흔히 잘못 알고 있는 또 다른 것으로, 천편일률적으로 적용되는 체질량지수(BMI지수)가 있다. 전문가들은 체중에 신경 쓰는 사람이나 과체중인 사람들이 표준 지수로 사용할 수 있도록 체질량지수라는 것을 고안해냈다. 이것은 보건기관, 체중 감량 프로그램, 다이어트 및 영양학 전문가들이 누가 과체중인지 아닌지를 구분하게 해주는 기준이 된다.

체형 분류

BMI지수는 킬로그램으로 환산한 체중을 미터로 환산한 신장의 제곱으로 나눈 다음, 소수점 한 자리까지 반올림하여 구하며 단위는 kg/m^2을 쓴다.

20세 이상 성인의 BMI지수가 25.0~29.9 사이에 있으면 과체중으로 판단하고, BMI지수가 30을 넘으면 비만으로 판단한다.

신체 사이즈를 이해하기 위해 일반적으로 사용되는 또 다른 방법으로, 체형을 세 가지 타입으로 구분하는 방법이 있다. 즉 체형과 근육량을 기초로 하여 외배엽형, 중배엽형, 내배엽형 체형으로 구분하는 것이다.

고전적 정의에 의하면, 외배엽형 체형은 선천적으로 마르고 가는 체형이고 이런 체형을 가진 사람들은 신진대사율이 높아 살이 잘 붙지 않는다. 이들은 지나치게 활동적이고 힘이 그렇게 세지 않다.

중배엽형 체형은 선천적으로 몸매가 탄탄하고 근육형이면서, 운동을 하면 지방이 빨리 제거되고 신진대사가 매우 효율적이다.

내배엽형 체형은 통통한 편이고 둥그스름한 몸매를 갖고 있다. 이런 체형을 가진 사람들은 체중이 쉽게 불어나고 신진대사가 느리기 때문에 지방도 쉽게 늘어난다.

이 같은 체형의 구분을 언급하는 영양사나 체중 감량 프로그램은 별로 없지만, 대부분의 체중 감량 방법이나 극단적인 다이어트는 내배엽형 체형을 외배엽형 체형이나 중배엽형 체형으로 변화시키는 것을 목표로 삼는다.

여러분은 체중 감량 프로그램들이 만든 광고에서 프로그램에 참여하기 '전'과 '후'를 비교한 사진을 보고 이런 것들을 눈치챈 적이 있지 않은가? 마치 기적이 일어난 것처럼 뚱뚱했던 여성의 몸이 완벽한 콜라병 몸매로 바뀌고, 볼품없던 남성의 몸이 건장한 근육질로 바뀐다.

살을 빼고 싶어 하는 모든 여성들이 외배엽형 체형으로 바뀌고 모든 남성들이 중배엽형 체형으로 바뀔 수만 있다면 얼마나 좋겠는가! 실제로 대부분의 체중 감량 프로그램들은 이처럼 놀라운 기적을 만들어낼 수 있다고 주장한다. 그들이 그런 주장을 하지 않는다면, 누가 과연 그들의 프로그램에 참여하겠는가?

건강한 몸과 정상 체중

 오직 건강한 몸만 정상 체중을 가질 수 있다. 어떤 사람이 어느 정도의 체중을 가져야 적당한지를 성별, 신장, 인종에 따라 계산하는 것은 개개인이 갖고 있는 고유한 체질에 따른 요소들을 무시하는 일이다.

 올바른 이유로 체중을 감량하는 것, 즉 건강을 개선하기 위해 체중을 감량하는 것은 쉬운 일이다. 몸속에 축적된 독소를 먼저 제거하지 않고 살을 빼려 하는 것은 생존이라는 몸의 제1원칙에 반하는 것이며, 따라서 목적을 달성하는 것 또한 매우 어렵다.

 몸은 그저 중성 상태인 지방세포 내부와 체액에 독성 물질을 보관함으로써 산성 중독에 의해 목숨을 잃지 않으려고 스스로를 보호하려 할 뿐이다.

 바로 이것이 여러분이 단지 군살 제거를 목적으로 하는 체중 감량을 시작했을 때, 그것이 종종 아무런 효과를 보지 못하는 이유다. 극히 일부 사람들만 실제로 소기의 목적을 달성하고, 많은 경우에 그토록 고통스럽게 뺀 체중이 곧장 원래대로 돌아온다. 오로지 체중만 유일한 기준이 되는 것은, 몸에 맞지도 않는 틀에 여러분의 몸을 쑤셔넣는 것과 다를 바 없다.

 몸속에 있는 독성 물질을 청소하고 나서 필요 없는 군살을 뺀 다음 건강에 유익한 자연의 원칙에 따라 살아간다면, 체중 감량은 자연스러운 결과로 따라온다.

 몸속의 독성 노폐물을 제거하고 배출에 관여하는 장기와 기관들이 깨끗하게 유지될 수 있도록 관리한다면, 여러분의 건강은 자연스럽게 개선될 것이다. 병이 나서 그것과 싸우기보다는 양호한 건강 상태를 유지하는 쪽으로 생각을 바꿀 필요가 있다.

건강한 몸을 만드는 방법을 한 번만 완벽하게 익히면, 여러분의 몸을 마치 훌륭하게 조율된 악기처럼 변화시킬 수 있다. 그렇게 된다면 여러분이 희망하는 것들을 이루면서 행복과 활력과 지혜가 가득한 인생을 만들 수 있다.

몸속 청소하기

인간의 몸은 스스로 자연스러운 체중으로 돌아가기 전에 몸속의 독소들을 청소해줄 필요가 있다. 몸속 청소는 체중 조절이 순조롭게 이루어지면서 부작용이 생기지 않도록 도움을 준다.

그중에서 가장 강력하고 철저한 몸속 청소는 간과 담낭(쓸개)을 청소하는 것이다(이에 대해서는 저자의 다른 저서인 《의사들도 모르는 기적의 간 청소》에 자세히 설명되어 있다). 간과 담낭을 청소함으로써 기대할 수 있는 가장 중요한 효과는 아그니(Agni), 즉 생명의 불을 회복시키는 것이다(아그니는 인체 내에서 소화와 신진대사를 담당하는 생물학적 불을 일컫는다).

아그니가 강력하면 섭취한 음식물을 좀 더 효율적으로 소화시킬 수 있어, 여러분의 몸이 더 적은 양의 노폐물을 만들고, 결과적으로 장

(腸) 속에 더 적은 양의 노폐물이 쌓인다. 하지만 이러한 현상은 여러분이 관장을 비롯한 유사한 방법을 통해 대장을 깨끗이 청소했을 때만 기대할 수 있다.

신장(콩팥)을 청소하면 몸에서 흘러들어온 독소가 신장 내에 들러붙는 것을 막을 수 있다. 여기서 가장 중요한 원칙은, 배출에 관여하는 장기에 노폐물이 쌓이지 않도록 청소를 해야 고통 없이 자연스럽게 체중을 감량할 수 있다는 것이다. 이러한 모든 과정은 몸의 건강과 자연스러운 체중을 효과적으로 되찾아줄 것이다.

그러나 간 청소를 단 한 번만 하는 것으로는 아그니를 영구적으로 되살리기에는 충분하지 않다. 간 청소를 하려면 간 속에 쌓인 담석이 모두 제거되었다고 확신할 때까지 여러 차례 반복적으로 실시해야 한다. 간과 담낭을 비롯한 기관을 청소할 때마다 몸의 에너지가 증가하고, 복부가 탄탄해지는 느낌을 받으면서 체중은 많이 감소할 것이다.

하지만 일주일도 안 돼 오래된 게으름이 돌아오고 이전에 갖고 있던 음식에 대한 갈망이 다시 나타날 수도 있다. 이것은 간의 안쪽 깊숙한 곳에 있던 담석이 앞쪽으로 이동하여 담관을 빠져나온 다음 주요 담관들을 틀어막아 아그니가 다시 감소하고 있다는 사실을 알려주는 것이다. 따라서 간에 있는 담석이 모두 제거될 때까지 계속 간 청소를 할 것을 권한다.

여러 차례의 간 청소를 통해 간이 완벽하게 깨끗해지면서 여러분의 식습관과 생활 습관이 모두 건강하고 균형을 이룰 때 체중은 이상적인 상태로 돌아오고 에너지 넘치는 상태가 될 것이다.

유명한 체중 감량 방법과 식이요법 결과들을 모두 분석해보면, 여러분은 그 모든 것에서 한 가지 공통적인 사실을 발견하게 될 것이다. 다이어트를 시작한 대부분의 사람들이 목표를 완수하기 전에 중도에 포기한다는 사실이다. 다이어트 프로그램을 시작한 많은 사람들 중에서 아주 소수의 사람들만 체중 감량에 성공하고, 대부분은 체중이 다시 원래대로 돌아오는 경험을 하게 된다. 이와는 대조적으로 몸속에 축적된 독소를 청소하면 안전하고 영구적으로 체중을 감량시킬 수 있는 확고한 기초를 얻게 된다.

자연스러운 체중 조절

우리 몸이 선천적으로 갖고 있는 체중 조절 메커니즘을 되살리면 체중 감량은 저절로 이루어진다. 체중이 불어나는 것은 소화 기능과 신진대사에 장애가 왔을 때 나타나는 증상이다. 그리고 몸에 만성적인 독성 중독이 있을 때 나타나는 신호다.

체중이 불어나는 증상 자체만 제거하려 하는 것은 매우 위험할 수 있으며, 몸속에 축적된 독소를 먼저 제거하지 않으면 기대에 못 미치는 결과를 얻을 뿐이다. 그러나 대부분의 체중 감량 프로그램은 이처럼 핵심적인 문제를 제대로 다루지 않는다.

갑자기 많은 양의 체중이 감소하면 갇혀 있던 독소가 혈액 속으로 흘러들어오고, 심할 경우에는 간 기능이 크게 약해지기도 하고 신부

전이나 심근경색 같은 치명적인 부작용이 생길 수 있다. 때문에 우리 몸은 기본적으로 급격한 체중 감량에 대한 저항성을 갖고 있다.

몸은 절대로 비이성적인 행동을 하지 않는다. 체중 조절은 체중이 불어나도록 만드는 신진대사 장애의 이면에 숨어 있는 근본적인 원인을 제거하는 것으로부터 시작된다.

보스턴의 연구원들은 췌장에서 많은 양의 인슐린을 분비하는 사람들이 인슐린 분비량이 적은 사람들에 비해 체중을 감량하기 어렵다는 사실을 발견했다. 하지만 이는 일부 의사들이 말하는 것과 달리, 유전적 요인과는 관련이 없다.

미국인 중 2억 명 이상이 과체중이거나 불어난 체중을 감량하지 못하는 이유가 그들에게 유전적 결함이 있어서가 아니다. 과체중인 사람들이 더 많은 양의 인슐린을 분비한다는 것은 잘 알려진 사실이다. 하지만 인슐린이 과도하게 분비되는 것은 체중이 불어나서 나타나는 결과일 뿐, 체중이 불어나는 원인이 되는 것은 아니다.

2억 명 이상의 미국인이 과체중 상태가 된 것은 그들에게 인슐린 저항성이 생겼기 때문이다. 세포의 인슐린 수용체가 인슐린을 차단하면 혈당이 올라가기 시작한다. 췌장은 증가한 혈당을 처리하기 위해 더 많은 인슐린을 만들어 혈액 속에서 혈당을 제거하는 일을 도우려 한다.

우리 몸이 이와 같이 위험한 상황을 해결하는 한 가지 방법은 과도하게 넘쳐나는 혈당을 지방으로 전환시키는 것이다. 몸에 많은 지방이 축적된 사람일수록 운동하지 않을 가능성이 매우 높은데, 운동을 하려면 상당한 노력이 필요하기 때문이다.

또한 대부분의 체중 감량 프로그램이 권하는 것처럼 운동을 철저하게 하면 과도한 지방이 형성되는 문제를 해결할 수 있다. 운동을 열심히 하면 인슐린 저항성이 발생하지 않고, 인슐린 저항이 생기게 만드는 원인을 만들어내지도 않는다.

인슐린은 우리 몸에서 지방을 연소시키는 호르몬인 '호르몬 감수성 지질 분해 효소'의 역할을 방해하기도 한다. 이 호르몬의 역할은 지방이 혈류 속에 녹아들어가 에너지원으로 사용되도록 만드는 것이다. 이 호르몬이 비활성화되면 몸은 지방을 태워 에너지원으로 사용하는 일을 더 이상 할 수 없게 된다.

대신 몸은 근육에 저장된 아미노산과 복합당을 연료로 사용할 수밖에 없다. 이것은 다시 몸이 허약해지고 과도하게 배고픔을 느끼면서 음식에 대한 갈망을 느끼도록 만든다. 또한 이것은 인슐린 분비가 증가하여 지방이 생성되는 과정이 계속 반복되도록 만든다.

이러한 악순환에서 탈출하기 위해 우리는 몸의 인슐린 분비를 낮은 수준으로 유지해야 한다. 적은 양의 인슐린이 분비되면 여러분의 몸은 더 많은 양의 호르몬 감수성 지질 분해 효소를 생산하고, 그 결과 충분한 양의 지방을 연소시킨다. 이 같은 과정을 통해 여러분의 몸은 자연스럽게 체중을 조절하게 된다.

가공되거나 정제된 식품은 인슐린 수치를 증가시킴으로써 몸이 에너지를 저장하는 능력을 약화시킨다.

이는 매우 단순한 원리이고 대단한 노력을 필요로 하지도 않는다.

체중이 늘어나도록 만드는 근본 원인을 밝혀내고 이를 제거하는 것이야말로 체중 증가 문제를 진정으로 해결하는 유일한 방법이다.

'체중 감량'이라는 말은 일반적으로 엄격한 식이요법과 힘든 운동을 연상시키고 그 두 가지 모두 썩 내키지 않는 방법이어서 우리 몸으로 하여금 언제나 스트레스 반응을 유발시킨다. 체중 감량에 불편함을 느낀다는 것은 재앙을 부르는 지름길이고 우리에게 실패와 실망감을 안겨준다.

게다가 체중 감량 프로그램들이 내놓는 수많은 '약속'에도 불구하고, 여러분은 그들의 엄격한 계획들이 실제론 아무것도 제공하지 못한다는 것을 조만간 알게 될 것이다. 거의 어떤 방법이든 가리지 않고 시도해볼 정도의 상황이 되면, 여러분은 그동안의 과정을 통해 이미 많은 사람들이 그러한 방법들을 시도해봤지만 아무런 성과도 거두지 못했다는 사실을 발견하게 될 것이다.

안타깝게도 전체를 포괄하는 방식으로 문제에 접근하면서 체중 감량 프로그램을 제공하는 영양학자나 다이어트 전문가는 아주 극소수에 불과하다.

더 심각한 것은, 일시적으로 빠르게 문제를 해결하는 방법이나 임시적인 처방을 사용하면서 무턱대고 뛰어드는 것이 매우 편하다는 점이다. 그 방법이 일시적으로 '빠르고' 인상적인 결과를 만들어내지 못했다면, 체중 감량 전문가들이 지금처럼 많은 돈을 벌지는 못했을 것이다. 그렇지 않은가?

우리는 뭐든 빠른 결과를 만들어내기를 원하는 세상에 살고 있으며, 심지어 무슨 일을 하든 간에 만질 수 있고 볼 수도 있으면서 즉각적인 결과가 나오기를 원한다. 도시화되고 '발전된' 세상을 향해 가는 우리의 여정 어딘가에서, 우리는 우리 자신의 깊은 곳에 있는 어떤 것과의 교감을 잃고 있는 것처럼 보인다. 그것은 바로 우리의 중심에 자리 잡고 있는 긍정적인 생명력이다.

제2장

비만의 원인

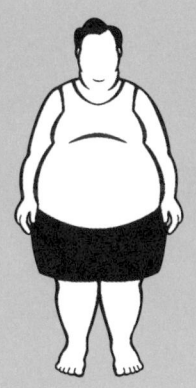

육체가 아닌 정신

 음식 섭취는 우리가 존재할 수 있게 해주는 매우 중요한 활동이다. 음식은 우리 몸에 에너지를 공급하여, 우리가 하루 종일 쓰러지지 않고 활동할 수 있는 충분한 힘을 갖도록 만들어준다. 그리고 물론 맛있는 음식을 먹는 즐거움도 빼놓을 수 없다.
 하지만 우리가 먹는 음식에는 다이어트 계획이나 영양학자가 제공하는 견해는 말할 것도 없고, 정서적인 의미 또한 함축되어 있다. 시시때때로 체중 감량 프로그램을 시도해본 사람들은 음식에 관한 정보를 너무 많이 알고 있어서, 탄수화물이나 단백질 혹은 지방에 관한 세세한 내용으로 백과사전을 가득 채울 정도다!
 그러나 우리가 그런 것에 관심을 둔 적이 거의 없기는 하지만, 우리의 식습관에는 강력한 정서적 의미가 함축되어 있고, 그것은 우리가 실제로 먹는 음식 못지않게 체중 감량 혹은 체중 증가와 밀접한 관련이 있다.
 우리의 식습관은 종종 우리 자신의 신체에 관한 심상, 그리고 우리가 거기에 반응하는 방식 혹은 다른 것들이 어떻게 그에 연관되었는지에 대한 우리의 인식과 관련 있다. 여러분이 만약 과체중이라면 스스로에게 다음과 같은 질문을 해보기 바란다. 여러분이 냉장고에서 음식을 꺼내거나 혹은 접시에 음식을 담을 때, 불안감이나 두려움 혹은 죄책감이나 수치심 때문에 괴로움을 느낀 적이 있는가?

여러분의 체중이 최적의 상태로 돌아가는 것은 여러분이 스스로를 믿을 때 비로소 시작된다. 과체중이나 비만 상태는 정신과 육체 모두 불균형이 있음을 의미한다. 여기서 내가 말하는 것은 그 자체로 몸에 해롭거나 건강에 좋지 못한 음식을 의미하는 것이 아니라 자기 자신과 스스로의 신체상(身體像)을 어떻게 생각하는가 하는 것을 의미한다.

여러분이 만약 스스로를 병약하다고 생각하거나 자신의 신체상을 불편하게 여긴다면, 그러한 인식이나 불균형을 수정하는 것이 체중 감량의 진정한 출발점이 된다. 또한 이런 불균형을 치유하려면, 여러분은 먼저 여러분이 좋아하지 않는 것들을 사랑해야 한다.

여러분은 어떻게 해도 살이 빠지지 않을 것이라는 생각 때문에 얼마나 자주 다이어트의 약속을 어겼는가? 여러분은 '별일 없을 거야, 이 정도로는 살찌지 않을 거야'라고 생각하면서 얼마나 자주 햄버거나 핫도그 같은 음식에 손을 댔는가?

과체중이 될 정도로 살이 찌는 것은 우리 몸이 독소를 다루기 위해 사용하는 방법이다. 지금 내가 하는 말이 아주 이상하게 들리겠지만, 비만은 평형 상태로 되돌아가기 위해 몸이 끊임없이 노력해서 만들어 낸 결과물이다.

사람들에게는 각자에게 맞는 적정 체중이 있다. 따라서 살을 빼는 것은 결국 가장 자연스럽게 균형 잡힌 상태로 되돌아가는 것이다. 그것은 자신의 신체상과 스스로를 포용하는 것이고, 다시 온전한 상태로 돌아갈 수 있다고 믿는 것이다.

그것은 두려움을 없애주고 치유를 위한 긍정적인 환경을 만들어내며, 결과적으로 살을 뺄 수 있도록 해준다. 대부분의 다이어트 프로그램과 격렬한 운동 프로그램들은 두려움을 이용하는 것으로, 그것이 어떻게 만들어진 것이든 두려움이 생기면 오히려 체중을 증가시키거나 지금까지 이루어놓은 것들을 잃어버리게 만든다.

두려움은 절대로 체중 감량을 위한 올바른 환경을 만들지 못한다. 오직 행복감과 건강한 믿음만이 올바른 환경을 만들 수 있다. 그것이 식습관이든 혹은 운동이나 수면 패턴이든, 몸은 급격한 변화를 좋아하지 않는다.

따라서 체중 감량은 무엇인가를 상대로 투쟁하는 것이 아니다. 살을 빼는 것은 여러분이 불균형을 바로잡아 평형 상태로 되돌릴 수 있다고 믿는 데에서 출발한다. 그것은 여러분이 먼저 자기 자신을 포용하는 것으로부터 시작되며, 여러분이 남은 인생에서 균형을 찾을 기회가 있을 뿐 아니라 행복과 성취감을 찾을 수 있다는 사실을 절대적으로 믿어야 얻을 수 있는 것이다.

이번 장의 내용은 몸을 혹사시키면서 건강하지 못한 식습관을 갖는 것이 왜 그처럼 쉽게 일어나고, 대다수 사람들이 과체중인 상태를 유지하면 어떻게 해서 소수의 사람들이 이익을 얻을 수 있는가에 대해 이해하는 것이다.

또한 과체중 상태의 몸이 스스로 최적의 정상적인 체중으로 돌아갈 수 있음을 알려주는 내용도 이번 장에서 다루게 된다.

화학물질과의 전쟁

과체중이나 비만의 제1의 적은 패스트푸드를 포함한 가공식품인데, 이것들은 아이러니하게도 21세기의 구세주로 묘사되고 있다. 바로 아침 식사용 시리얼, 에너지 바, 즉석식품, 햄버거, 핫도그, 파스타, 푸딩 그리고 치킨 등이다. 여러분은 그것을 편의점 진열대에서 꺼내 포장을 벗긴 다음, 걸어가면서 먹거나 전자레인지에 데워 먹는다.

이런 음식들은 시간을 절약해주고 맛도 좋으면서 심지어 '영양이 풍부'하다고까지 말한다. 최소한 그런 식품의 포장지에는 그렇게 적혀 있다.

여러분이 아침 식사용 시리얼 한 그릇으로 '건강한 하루를 시작하기 위해 필요한 모든 것'을 얻을 수 있다면 더 이상 바랄 게 없을 것이다. 그렇지 않은가? 천천히 한번 생각해보자. 미국인의 75% 이상은 멋들어진 광고 문구의 희생자가 되어 그러한 제품의 포장지에 쓰여 있는 것들을 곧이곧대로 믿고, 화려한 색감을 가진 시리얼로 아침 식사를 한다.

그러나 '통곡물', '풍부한 섬유질' 혹은 '영양 강화' 같은 문구가 적힌 포장지 안의 음식들은 모든 가공식품에 들어 있는 한 무더기의 화학물질이며, 여러분의 몸에 독성 화학물질을 축적시킨다.

아침 식사용 시리얼에 들어 있는 인공 색소, 방부제, 식품 향료, 정제 설탕, 정제된 곡류, 트랜스지방산 같은 화학물질들은 여러분의 간, 신장, 소장, 대장을 비롯해 몸속의 모든 결합 조직에 축적된다. 그것은 체중 증가 속도를 촉진시키고 여러분의 몸에 독성으로 인한 문제를 불러일으킬 수 있다.

이는 소화 기관을 통해 몸속으로 들어온 온갖 독소에 대해 몸이 어떻게 대처하는지를 살펴보면 쉽게 이해할 수 있다. 가공식품과 체중 증가 사이에는 간이 연관되어 있다.

간은 500여 가지가 넘는 기능을 수행하는 장기로, 그중 두 가지는 해독 작용과 지방을 연소시키는 역할이다. 간은 독소를 중화하고 인체에 무해한 물질로 변화시키는 기능 외에도 일부 독소들을 제거하기 위해 대장으로 내보내는 기능을 수행한다. 간은 남은 독소들이 혈류 속에 스며드는 것을 방지하기 위해 남은 독소들을 자체적으로 저장하기도 한다.

따라서 여러분이 가공식품이나 패스트푸드 혹은 정크푸드 속에 들어 있는 비정상적인 화학물질을 많이 섭취할수록 간이 중화시켜야 할 것들 역시 더 많아진다. 여러분의 간은 이러한 역할을 수행하는 것만으로도 점점 더 힘겨워져서, 지방을 연소시키거나 다른 임무를 수행할 시간이 거의 남지 않게 된다.

어떤 통계에 따르면, 평균적인 사람들은 간의 4분의 3을 간이 제대로 중화시키지 못한 독소를 저장하는 데 사용된다고 한다.

간이 독성 물질을 더 이상 저장할 수 없을 때, 이들 화학물질들은 혈류 속으로 역류해 들어간다. 혈류 속으로 독소가 들어가면 간 이외의 다른 장기뿐만 아니라 뇌를 비롯한 조직 내에서 또 다른 종류의 해로운 반응을 일으킨다.

이처럼 식품 첨가물이나 방부제 등은 체중 증가를 촉진시키는 것은 물론이고, 암이나 알츠하이머병, 심장 질환, 천식, 신경 장애와 같은 질병들을 일으킨다.

색소에 들어 있는 독성 물질

인공 색소나 방부제를 예로 들어보자. 이들 화학물질은 미취학 연령의 아이들에게서 과잉행동장애를 일으키는 것으로 알려져 있다. 따라서 여러분의 자녀가 만약 '과다운동장애'나 '주의력결핍 과잉행동장애(ADHD)'로 고통을 겪고 있다면, 자녀가 먹는 음식에서 모든 가공식품과 정크푸드를 제거해야 한다.

식품 제조업자들은 절대로 숨김없이 모든 것을 말하는 법이 없고, 자신들이 사용하는 색소를 색소라고 말하지도 않는다. 제품 설명문은 용의주도한 술책으로 작성되고, 그들은 일부 가장 치명적인 화학물질을 위험하지 않은 것처럼 위장하여 우리를 유혹한다.

식품 포장지에 적혀 있는 화학물질 중에서 우리가 조심해야 할 것들은 다음과 같다.

- 식용황색 제5호: 이 색소는 오렌지색 젤리, 살구 잼 혹은 포장용 수프 등에 사용된다.
- 식용황색 제4호: 영국에서 많은 논란을 불러일으키고 있는 이 색소는 탄산음료나 아이스크림 혹은 사탕이나 잼 등에 사용되는 또 다른 황색 색소다.
- 적색식품색소: 이 색소는 이름 그대로 빨간색을 내는 염료로, 젤리나 사탕 혹은 치즈케이크 믹스 등에 사용된다.
- 식용적색 제102호: 또 다른 적색 색소인 이 염료는 유럽식 통조림 과일, 젤리 혹은 살라미 등에 사용된다.

식품 제조업자들이 그런 인공 색소들을 어쩌면 그렇게 잘 사용하기에, 여러분이 식품 판매 진열대에 올려놓은 그런 식품들을 선택하고 싶은 유혹에 빠지게 되는지 궁금하게 여겨본 적이 한 번이라도 있는가? 그들은 카나리아 깃털처럼 선명한 노란색의 피망, 루비처럼 붉은 색의 사과, 밝은 노란색의 옥수수 혹은 에메랄드 빛깔의 브로콜리 등으로 여러분을 유혹한다. 또한 아침 식사용 시리얼의 알록달록한 색깔은 어떻게 만들어지는지 궁금하지 않은가?

이것은 음식 색깔로 건강한 음식을 판별하는, 진화의 역사로부터 만들어진 여러분의 선천적인 능력을 이용하는 고전적인 속임수다.

인간의 뇌는 사용 가능한 에너지와 영양소를 포함하고 있으면서 면역력을 증진시키는 음식을 고르도록 미리 설계되어 있다. 산딸기(베리)류, 과일 혹은 채소가 이런 특성을 갖고 있는 식품들로, 그런 식품들은 대개 선명하고 밝은 색을 띠고 있다. 자연은 이러한 색을 통해 우리에게 '어서 와서 나를 선택해. 나는 너의 건강에 도움이 돼!'라고 말하고 있는 것이다.

인간의 몸은 인공적인 색깔에 전혀 대비되어 있지 않는데, 인공적인 색깔은 우리의 선천적인 능력을 교란시키고 우리 몸에 독성 화학 물질과 독소를 주입시킨다.

방부제와 같은 일부 화학 첨가물은 음식의 유통 기간을 늘려주고, 또 다른 것들은 세균을 죽이거나 음식 맛을 좋게 만들고, 지방과 탄수화물을 대신하거나 혹은 가공식품의 향을 풍부하게 만든다.

이 식품 첨가물들 중에는 이산화타이타늄이라는 인공 색소도 있는데 이것은 자외선 차단제에도 사용된다. 또 화학조미료인 글루탐산나트륨(MSG)도 있는데, MSG는 비만을 촉진시킨다.

지방의 유혹

사실 MSG는 가공식품과 패스트푸드에 들어가는, 독성이 가장 강한 화학 첨가물 중 하나다. '가공 처리된 글루탐산'이라는 이름으로도 통하는 이 물질은 발암성 신경 독소 물질이다.

실험용 생쥐에게 MSG를 먹이면 기괴할 정도로 비만이 되고 뇌의 시상하부에 병변이 생긴다는 사실이 발견되었다. 시상하부는 뇌를 구성하는 일부로서 식욕, 신진대사 혹은 에너지 균형을 조절하며, 이를 통해 체중 증가를 조절하는 역할을 한다.

놀랍지도 않은 것이, 이 화학조미료는 가장 손쉽게 사용 여부를 숨길 수 있는 첨가물 중 하나이고 식품 포장지 성분표에서 갖가지 이름의 무해한 성분인 것처럼 표시된다. 즉 식물단백질 가수 분해물, 자기 분해 단백질, 식물성 단백질 추출물, 입상 단백질, 효모 추출물, 효모 식품, 맥아 추출물, 육수, 각종 조미료 혹은 젤라틴 등이 그렇게 사용되는 이름들이다.

채식주의자들이 애용하는 가공식품인 식이보충제에 MSG가 사용된다는 사실을 숨기는 데 쓰이는 또 다른 방법이 '유기농'이라는 라벨을 붙이는 것이다. 그야말로 기발한 방법이 아닌가?

이것이 바로 채식주의자용 햄버거가 여러분이 생각하는 것만큼 건강한 음식이 되지 못하는 이유다. 채식주의자용 햄버거는 전혀 건강한 음식이 아니다. 여러분이 버거킹 매장을 방문하게 된다면 이 사실을 꼭 기억하기 바란다. 버거킹 체인의 웹사이트에 올라온 정보에 의하면, 그들이 판매하는 채식주의자용 햄버거(Veggie Burger)에는 MSG 사용을 숨긴 여섯 가지 재료가 들어간다. 분리대두단백, 효모 추출물, 카제인 칼슘, 가수분해 옥수수, 천연 감미료 그리고 심지어 향신료에도 MSG가 들어가 있다!

MSG와 비만 사이에 있는 생물학적 연관성은 무엇일까? 수프, 그레이비소스와 샐러드용 드레싱 등에 들어 있는 이 인공 조미료는 흥분 독소로서, 신경세포를 최대한 자극하여 세포를 손상시키고 결국 해당 세포가 죽음을 맞게 만든다.

세포 단위 수준에서 MSG의 대사 작용은 부산물로 포름알데히드(생물학 실험용 유리 용기 안에 인체의 장기를 보관하는 데 사용하는 것과 동일한 화학물질)를 만들어낸다. 이렇게 만들어진 포름알데히드는 세포 DNA와 결합하여 세포를 손상시킨다. 이런 일이 오랫동안 지속되면 손상된 DNA가 암을 비롯한 여러 가지 질병을 일으킨다.

평상시에 가공식품이나 정크푸드를 즐겨 먹는 사람처럼 많은 양의 MSG를 섭취하면, MSG가 혈액뇌장벽(뇌척수액과 혈액을 분리시키는 장벽)을 통과하여 뇌로 들어가게 된다. 뇌의 일부로 에너지 조절과 비만에 관여하는 시상하부에는 혈액뇌장벽이 없기 때문에, MSG는 실험실용 생쥐의 시상하부에 생기는 병변의 원인으로 알려져왔으며 실험실용 생쥐의 과도한 비만을 불러일으키기도 한다.

MSG에 취약한 것은 뇌세포뿐만이 아니다. MSG가 쉽게 결합하는 글루탐산 수용체는 신경 기관과 심장 그리고 장관(腸管)에 걸쳐 분포하고 있다. 따라서 여러분이 즐겨 먹는 포테이토칩을 더욱 맛있게 만들어주는 이 흥분 독소 때문에 발생하는 세포 손상이 몸 전체의 조직으로 확대될 수도 있다.

또 다른 연구 결과를 보면 MSG가 유아용 유동식에도 들어 있다는 사실이 밝혀졌는데, 이것은 일반적인 미국인들이 아기의 식사로 영유아용 조제분유를 고집하는 것이 모든 세대의 어린이들을 과체중으로 만들 수 있다는 사실을 말해준다.

미국인들은 사실 가공식품과 패스트푸드만 먹고 사는 사람들이다. 그리고 MSG는 그러한 음식에 가장 많이 사용되는 식품 첨가물 중 하나여서, 미국인들 가운데 비만한 사람들이 왜 그토록 많은지는 누구라도 쉽게 알 수 있을 것이다.

달콤한 유혹

음식의 단맛을 내는 인공 감미료들은 이퀄(Equal), 뉴트라스위트(NutraSweet), 스플렌다(Splenda)와 같은 상표명으로 팔려나간다. 하지만 저칼로리 혹은 제로 칼로리로 알려진 인공 감미료들은 매우 독성이 강한 화학물질이다. 인공 감미료는 가장 많은 식품에 사용되는 식품 첨가물 중 하나로서, 전 세계적으로 판매되는 6000여 개 이상의 식품과 음료에 사용되고 있다.

인공 감미료가 얼마나 강력한지를 보여주는 예는 많다. 예를 들어 사카린은 보통 설탕보다 단맛이 400배 이상 강하고, 아스파탐은 설탕의 200배 정도 단맛을 낸다. 또 네오탐은 엄청나게 강한 단맛을 내기 때문에 '슈퍼 아스파탐'이라는 별명으로 불린다.

스플렌다라는 브랜드명으로 팔리는 수크랄로스도 많이 사용되는 인공 감미료 중 하나다. 설탕에 비해 단맛이 훨씬 강하면서도 칼로리가 전혀 없는 이 인공 감미료가 '다이어트' 음료를 만드는 식품업체의 사랑을 받는 것은 그리 놀랄 일이 아니다.

일부 통계 자료에 의하면, 여러분이 식품점 진열대에서 고르는 식품이나 음료 중에서 아스파탐이 들어 있는 제품 수는 600여 개나 된다고 한다.

그중에는 껌이나 박하사탕, 여러 종류의 디저트, 밀크셰이크, 의약품, 식품보충제 혹은 비타민 보충제, 인스턴트 차와 커피, 아침 식사용 시리얼 그리고 콜라를 비롯한 다이어트 음료 등이 있다.

널리 사용되는 인공 감미료 중에서 아스파탐은 다음과 같은 두 가지 이유로 가장 큰 주목을 받고 있다. 첫째, 논란이 매우 많은 상황에서도 레이건 정부에 의해 사용 승인을 받았다는 점이다.

미국의 전 대통령인 로널드 레이건(Ronald Reagan)은 다국적 제약회사인 미국의 지디 시얼리(G.D. Searle & Co)의 '친구'였고, 이 회사는 아스파탐에 대한 특허권을 취득한 다음 콜라 회사에 제품을 팔아 수십억 달러를 벌어들였다. 바로 이 시기가 가공식품과 음료를 만드는 산업이 오늘날과 같이 수십억 달러 규모의 산업으로 성장한 시기라는 점을 기억하기 바란다.

둘째, 제품의 부작용에 대한 고객, 환자 및 의사회의 불만과 시위가 끊이질 않고 있다는 점이다.

아스파탐의 효과는 미국 식품의약국(FDA)이 자체적으로 보유하고 있는 자료에 문서화되어 있다. FDA는 1995년 정보공개법의 발효로 자료를 공개할 수밖에 없었는데, 그 안에는 수천 명의 피해자들에 의해 보고된 아스파탐과 관련된 92가지 증상들도 포함되어 있었다. 1996년이 되자 FDA는 더 이상의 불만 사항을 접수하지 않았으며, 현재는 해당 보고서의 존재 자체를 부인하고 있다!

아스파탐은 흥분 독소로서 대규모의 신경 손상과 세포의 죽음을 불러 일으킨다. 아스파탐은 MSG와 마찬가지로 시상하부에 생기는 병변과 연관되어 있으며 따라서 비만과도 밀접한 연관이 있는 것으로 알려져왔다.

콜라를 너무 좋아하는 과체중 상태의 많은 사람들이 소위 '다이어트 콜라'를 도피처로 삼는다. 그것은 표면상으로 다이어트 콜라에 칼로리가 높은 감미료인 액상과당(고과당 옥수수 시럽)이 들어 있지 않기 때문이다. 하지만 여러분이 다음번에 그러한 '다이어트 음료'에 손을 뻗는다면, '아스파탐'이라는 짧은 단어 하나와 그로 인해 여러분이 초대하게 될지도 모르는 수많은 질병들을 꼭 기억하기 바란다.

연구원과 의사들은 아스파탐의 부작용이 겉으로 드러나기까지 수년 이상의 시간이 필요하기 때문에 마치 효력이 늦게 나타나는 독처럼 작용한다는 사실을 발견했다. 가장 자주 나타나는 증상으론 시력 상실, 기억 손상, 비만, 고환암, 유방암, 뇌암, 발작, 혼수상태, 암 등이 있다.

더더욱 나쁜 것은, 아스파탐의 독성에 의한 증상이 섬유근육통, 다발성 경화증, 루푸스병, 주의력결핍 과잉행동장애(ADHD), 당뇨, 알츠하이머병, 만성 피로 및 우울증과 같은 특정 주요 질병의 증상과 닮아 있다는 점이다. 그 때문에 그러한 증상이 아스파탐의 독성에 의한 것인지 아닌지를 진단하는 일이 매우 어렵다.

아스파탐의 원료에는 메탄올이 포함되는데, 메탄올은 아스파탐을 복용한 사람의 자손들에게 심각한 선천성 결함과 자폐증, 주의력 결핍 같은 발달 장애의 원인이 되는 것으로 알려져 있다.

이처럼 대단히 충격적인 연구 결과와 실증적인 발견에도 불구하고, 그들은 교묘한 광고를 이용해 아스파탐을 비롯한 여타의 모든 인공 감미료가 매우 간편하고 무해한 식품 첨가물로서 음식과 음료의 단맛을 풍부하게 해주고, 더 맛있게 만들면서도 여러분이 날씬한 몸매를 유지하고 심지어 살을 뺄 수도 있는 것처럼 믿게 만들려고 애써왔다.

하지만 과체중인 사람의 입장에서는 두 배로 충격적인 불운이 기다리고 있다. 다이어트 음료와 다이어트 식품뿐만 아니라 화학적으로 변형된 여러 가지 나트륨(소금)과 아스파탐이 포함된 식품들 또한 여러분이 탄수화물을 갈망하도록 만들어 체중 증가에 기여한다는 사실이 바로 그것이다. 이 식품들에는 포름알데히드가 포함되어 있고 그것이 지방세포에 저장되는데, 특히 엉덩이와 넓적다리에 집중적으로 저장된다.

몸에 좋은 것은 입에 쓰다

무엇이 콜라를 서구 선진국에서 가장 인기 있는 음료로 만들었을까? (어떤 이들은 뻔뻔스러운 거짓말이라 일컫는) 교활한 마케팅의 효과인 것이 확실해 보인다. 대중을 도취시키고 중독성을 지닌 마케팅이 미국의 가장 큰 고민거리인 비만과 당뇨의 확산에 기여하고 있다는 사실은 매우 역설적으로 들린다.

건강 전문가와 의사들이 만약 콜라병 속에 들어 있는 성분의 이름

표를 따로 붙인다면, 그 이름들은 다음과 같이 읽힐 것이다. 즉 살충제, 발암성 방부제(소듐벤조에이트), 독성 조미료(MSG), '다이어트' 음료용 독성 인공 감미료(아스파탐), 일반 음료용 설탕 한 국자(설탕 및 액상과당), 신경 독소(카페인), '건강 기능식품'용 인공 합성 비타민 등이 바로 그런 이름들이다.

하지만 콜라를 마시면 왜 살이 찌는 것일까? 해답은 마치 무해한 것처럼 보이는 단어인 액상과당, 즉 고과당 옥수수 시럽이라는 단어에 있다. 대부분의 청량음료와 식품에 들어 있는 액상과당은 정제된 설탕으로 이것이 사용되는 목적은 단 한 가지, 식품의 단맛을 증가시키는 것이다.

액상과당은 단맛을 증가시키면서 우리 몸에 많은 양의 헛칼로리를 주입하는데, 이것은 천연 설탕과 달리 영양소가 전혀 없고 살만 찌게 만든다.

가장 널리 사용되는 합성 감미료로 미국에서 설탕 대용으로 사용되는 액상과당은 옥수수를 이용해 만든다. 액상과당을 만들 때는 유전자 조작 효소를 이용해 옥수수 전분을 포도당으로 전환시키고, 이것이 다시 과당으로 전환된다.

액상과당이 체중 증가와 직접적인 연관이 있다는 사실은 더 이상 비밀이 아니다. 전문가들 역시 액상과당이 미국인들에게 비만이 만연하도록 만드는 데 기여한 가장 중요한 요인이라고 말한다. 하지만 정확히 어떤 이유로 액상과당은 여러분을 비만으로 만드는 것일까?

이 감미료는 칼로리를 빠르게 증가시켜 그것이 지방으로 전환되도록 만든다. 또한 이것은 혈류 속에서 트리글리세리드(혈중 지방 성분) 수치를 증가시킨다.

하지만 무언가 좀 더 끔찍한 일이 벌어지고 있다. 액상과당은 여러분이 다른 음식을 먹을 때 으레 나타나는 포만 반응을 이끌어내지 못한다. 대신 여러분의 뇌를 속여 몸이 더 많은 음식을 필요로 하고 있다고 믿도록 만든다. 이와 반대로 여러분이 포도당으로 전환된 탄수화물을 섭취할 때면, 포도당의 대사 작용을 위해 췌장이 인슐린을 분비한다. 그때 여러분은 포만감을 느끼고 음식을 그만 먹게 된다.

그러나 여러분이 한 캔의 콜라를 마실 때, 액상과당은 인슐린을 분비하도록 췌장을 자극하지 않는다. 또한 액상과당은 몸의 지방세포에서 만들어지고 체지방을 일정하게 유지하기 위한 호르몬인 렙틴 수치를 증가시키지도 못한다.

렙틴이 혈류 속으로 분비되면, 이 호르몬이 (에너지 대사를 관장하는) 뇌의 시상하부에 작용하여 포만 반응을 이끌어낸다. 이 반응은 여러분이 충분한 양의 칼로리를 섭취했으므로 음식 섭취를 중단해야 한다는 신호를 뇌에 전달한다.

액상과당은 그렐린 수치를 낮추지도 못하는데, 성장 호르몬인 그렐린은 공복감과 식욕을 증가시킨다.

그러므로 콜라를 마시는 것은 몸의 대사 작용을 혼란에 빠뜨리고, 여러분의 몸에서 음식을 더 먹고 싶다는 욕구를 중단시키고 체중을 조절하라는 신호를 전달하지 못하도록 만든다. 때문에 여러분은 더욱더 콜라에 빠져들고 여러분을 맛으로 현혹하는 달콤한 음식들을 점점 더 갈망하게 된다.

 재미있는 것은, 가공식품과 음료를 만드는 기업들이 1970년대에 액상의 설탕을 액상과당으로 교체하기 시작했는데, 그와 동시에 미국의 비만 문제가 불거지기 시작했다는 사실이다. 연구원들은 이것이 결코 우연의 일치가 아니라고 말한다.

 옥수수는 미국의 3대 주요 작물(옥수수, 면, 대두) 중 하나이고 액상과당의 사용을 촉진하는 것은 농민단체의 이익에도 부합하는 것이다. 1970년대에서 2000년에 걸친 통계 자료에 의하면 이 기간 동안 액상과당의 연간 평균 소비량은 1인당 약 33.3kg이었고, 15%였던 미국의 비만 인구 비율은 전 인구의 3분의 1까지 치솟았다.

 8~10스푼의 설탕이 들어 있고 130~150칼로리의 열량을 갖고 있는 콜라는 우리가 정제 설탕을 섭취하는 여러 가지 식품 중에서 단지 한 가지 방법에 지나지 않는다는 사실을 명심해야 한다. 2007년 6월 CBS 방송이 발표한 바에 따르면, 정제 설탕, 액상과당 그리고 인공 감미료를 포함하여 미국인이 섭취하는 설탕의 총량은 1년에 평균 약 64.4kg, 일주일에는 대략 1.1kg에 이른다. 이것은 지난 25년 동안 23% 증가한 양이고, 바로 이것이 비만과 당뇨 인구가 급증하게 된 주요 원인이다.

 한 가지 다행스러운 점은, 액상과당이 그 자체로는 해롭지 않다는 점이다. 이는 액상과당이 몸의 화학적 성질에 영구적인 변화를 만들어내지는 않는다는 것을 의미하고, 여러분은 액상과당의 섭취를 조만간 중단하는 것이 좋다. 콜라를 마시는 습관을 버리면 음식에 대한 갈망이 줄어들 것이다.

안타까운 점은, 여러분이 콜라를 마시는 습관을 버린다 해도, 액상과당이 대부분의 가공식품에 사용되기 때문에 이의 섭취를 완전히 피하기는 어렵다는 사실이다. 액상과당은 가격이 싸고, 다른 재료들과 잘 섞이며, 식품의 유통 기한을 늘려주고, 식품의 냉동 변색을 막으며, 빵의 부드러움을 유지시켜준다. 이것은 케첩에도 사용되고 심지어 저지방 요구르트에도 사용된다!

현대의 식료품점 진열대에는 4만 가지가 넘는 식품이 진열되어 있는데, 그중 98%는 자연이 우리에게 섭취하도록 의도한 것과는 아무 관련이 없는 식품들이다. 따라서 그들이 생산한 식품 포장지에 아무리 그럴싸한 재료가 들어갔다고 적혀 있어도, 우리의 소화 기관은 자연의 고유한 생명력을 빼앗긴 음식이나 혹은 거의 쓸모없을 정도로 조작되거나 가공된 음식을 활용하여 에너지를 생산하는 것 외에 다른 선택의 여지가 없다.

대부분의 음식이 그렇듯, 만약 음식이 실험실에서 만들어졌다면 그것은 더 이상 음식으로 생각할 수 없다. 대신에 그러한 음식은 우리에게 독으로 작용한다. 우리의 몸이 인생의 초창기인 어린 시절부터 이미 독성에 오염되기 시작하는 것이다.

어린이들은 설탕을 소비하는 인구의 큰 부분을 차지한다. 그리고 소아 비만 인구의 비율 역시 위험한 수준에 도달해 있다.(제13장 참조) 12~19세 청소년들 중 비만 인구의 비율은 1970년 4.2%에서 2000년에는 15.3%까지 증가했는데, 이 기간 동안 액상과당의 소비

역시 증가했다.

　여기에 덧붙여 어린이들이 앉아서 생활하는 시간이 점점 더 늘어나면서, 이것이 건강에는 더 좋지 못한 영향을 미치고 있다. 어린이들은 평균적으로 하루에 다섯 시간에서 여섯 시간가량 텔레비전을 보거나 컴퓨터 혹은 비디오 게임을 하는 등의 앉아서 하는 활동을 한다.

　오늘날의 어린이들은 고지방, 고당분 식품과 간편식을 공급하는 패스트푸드 체인 등의 기업들로부터 지원을 받은 잘 만들어진 텔레비전 광고에 세뇌당하고 있다.

　어린 콜라 중독자들을 유혹하기 위해 거짓말을 하는 것은 콜라 회사들이 되풀이해서 비난받고 있는 오래된 전략이다. 2009년 호주에서는 코카콜라가 '모성애와 편견 부수기'라는 광고 캠페인에서 사용하여 오해를 불러일으킨 자신들의 주장에 대해 명확한 입장을 밝혀야 하는 상황이 되었다.

　코카콜라가 호주 경쟁·소비자 위원회(공정거래위원회)에 출품한 이 광고 캠페인에는 호주 배우인 케리 암스트롱(Kerry Armstrong)이 나와 코카콜라가 '안전한 어린이 음료'인 것처럼 홍보했다.

　코카콜라는 이 캠페인이 그동안 사람들이 갖고 있던 '잘못된 믿음'이 오해였음을 밝히는 것이라고 주장했다. 즉 콜라가 방부제와 인공색소로 가득한 살찌는 음료이고, 원래는 초록색 음료라거나, 코카콜라에 코카인이 들어간 적도 있고, 카페인이 엄청 많이 들어간 음료이며, 치아를 썩게 만든다는 생각이 잘못되었다고 주장한 것이다.

　안타깝지만 진실은, 바로 그들이 정의한 것처럼, 콜라에는 다른 원료들과 함께 꽤 많은 양의 방부제, 카페인 그리고 정제 설탕이 들어 있다는 것이다.

캘리포니아에서 수행하고 2009년 9월에 발표된 연구에서는, 하루에 콜라 한 캔 이상을 마셨을 때 여러분이 비만에 이를 확률은 27% 증가한다고 결론지었다. 또 이 연구에서는 매일 한 캔 이상의 콜라를 마시는 성인 중 62%가 과체중이거나 비만이라는 충격적인 사실을 밝혀냈다.

건강한 버터

체중을 줄이고 싶은 사람이라면 절대로 버터를 가까이해서는 안 된다고 대부분의 다이어트 프로그램과 영양학자가 말할 것이다. 따라서 살을 빼는 버터가 있다면 아주 놀라운 얘기가 될 것이다.

하지만 각론으로 들어가기 전에, 먼저 생각해봐야 할 것이 있다. 심장 질환은 1920~1960년대에 미국에서 가장 큰 사망 원인이 되었는데, 이 시기는 1인당 버터 소비량이 연간 평균 8.2kg에서 1.8kg로 감소한 시기와 정확히 일치한다.

그 때문에 버터는 비만의 용의 대상에서 제외되어야 함에도 불구하고, 아직까지도 미국인이 걱정하는 세 가지 주요 건강 문제인 심장 질환, 비만과 당뇨를 일으키는 악당이라는 오명을 쓰고 있다.

따라서 어리숙한 대중들에 의해 마가린 제조업체가 버터를 대체할 건강한 식품을 발견했다는 확신을 얻어가는 것이 순전히 우연의 일치일까? 사실은 마가린이 진범이었던 게 아닐까?

버터는 여러분의 몸에 필수 지방산을 공급하고, 호르몬의 균형을 유지시켜주며, 심장의 건강에 도움을 주고, 시력 개선과, 피부의 수분을 유지시켜준다. 따라서 여러분의 식단에서 버터를 제거하는 것은 자신의 건강을 해치는 행위가 될 것이다.

고대 문명사회에서 신에게 바치는 제물로 사용된 버터는 완전 자연 식품이고, 가공하지 않은 유기농 버터는 버터 중에서도 가장 완벽한 형태라고 할 수 있다. 크림 발효유에서 만들어진 천연 버터는 건강에 도움이 되는 식품이다.

그에 반해 마가린은 인공적으로 만들어진 '플라스틱' 같은 식품으로, 정제된 고도 불포화지방을 이용해 만들고 점성을 증가시키기 위해 수소와 화합시키는 경화 처리를 한다.

다음 목록은 유기농 천연 버터가 어떻게 여러분의 식단을 건강하게 만드는지를 알려주는 열 가지 이유다.

1. 유기농 천연 버터는 갑상선과 부신(副腎)의 건강을 위해 필요한 비타민 A가 몸에 잘 흡수되도록 돕는다.
2. 유기농 천연 버터에 들어 있는 레시틴은 신진대사에 도움이 된다.
3. 유기농 천연 버터에는 활성 산소로부터 몸을 보호하는 산화 방지제가 들어 있다.
4. 유기농 천연 버터는 면역 체계를 강화시킨다.

5. 유기농 천연 버터는 비타민 E와 비타민 K의 훌륭한 공급원이다.

6. 유기농 천연 버터에는 필수 미네랄인 셀레늄이 다량 함유되어 있다.

7. 유기농 천연 버터에 들어 있는 포화지방은 암과 종양으로부터 몸을 보호한다.

8. 유기농 천연 버터에 들어 있는 비타민 D는 칼슘 흡수에 필수적인 역할을 한다.

9. 유기농 천연 버터는 훌륭한 아이오딘(요오드) 공급원이다.

10. 유기농 천연 버터는 위장관의 감염을 예방한다.

그렇다면 공장제 버터가 나쁜 이유는 무엇일까? 공장제 버터는 저온살균 우유나 크림을 이용해 만들어지고 영양소가 결핍되어 있다.

저온살균 공법(66~65도에서 20~30분간 가열하는 살균법)은 유해한 세균과 기타 미생물들을 죽이기 위해 열을 사용한다. 그러나 이 과정에서 '유익한' 세균도 함께 파괴된다. 즉 저온살균 공법은 활성 효소를 파괴하고, 비타민 함량을 감소시키며, 우유 단백질을 변성시킨다.

하지만 여러분은 어디에서 천연 버터를 구할 수 있을까? 미국에서는 천연 버터 판매가 금지되어 있지만, 집에서도 천연 버터를 쉽게 만들 수 있다.

건강한 오일

여러분을 깜짝 놀라게 만드는 것이 또 하나 있다. 천연 버터와 마찬가지로, 코코넛 오일은 건강에 유익할 뿐 아니라, 몸을 날씬하게 만드는 효과도 있다. 만약 여러분이 살을 뺄 방법을 찾고 있다면, 정제되지 않은 유기농 엑스트라버진 코코넛 오일을 사용해보길 바란다.

정제된 오일과 달리 버진 코코넛 오일은 정제되지 않은 필수 지방산(여러분이 다른 식품에서 얻을 수 있는 오메가 3·6을 제외한 지방산)을 함유하고 있으며, 이 필수 지방산은 건강과 체중 감량 측면에서 여러모로 도움이 된다.

우리가 음식을 조리할 때 사용하는 오일은 대부분 정제된 오일이다. 제조업자들은 유통 기한을 늘리기 위해 지방산을 제거하면서 오일 속에 들어 있는 주요 영양소도 함께 제거한다. 실제로 건강식품점에서 파는 '건강한 오일'은 필수 지방산이 부족하고 영양이 결핍되어 있는 경우가 흔하다.

일반 성인은 하루에 큰 숟가락으로 3.5스푼 정도의 코코넛 오일을 식단에 포함시켜도 살찔 염려가 전혀 없다. 하지만 이 정도의 양을 섭취하려면 처음에는 조금씩 오일을 섭취하면서 천천히 양을 늘려가는 것이 좋다.

코코넛 오일은, 비교적 소화가 잘되어 대사 속도가 빠른 중간사슬 지방산으로 구성되어 있다. 그에 반해 고도 불포화 오일에 들어 있는 긴사슬 지방산은 분해하는 데 더 많은 시간이 필요하고 지방의 형태로 몸에 축적되기 쉽다.

심지어 중간사슬 지방산이 몸속에 축적된 지방을 태운다는 사실을 밝힌 몇몇 연구 결과도 보고되고 있다.

코코넛 오일이 체중을 줄이는 것은 다음과 같은 이유 때문이다. 버진 코코넛 오일은 소화 속도를 떨어뜨려 여러분이 더 오랜 시간 동안 포만감을 느끼도록 만들어준다. 이로 인해 식사 후에 간식거리를 찾는 일이 줄어드는 것이다.

코코넛 오일을 사용해 조리한 탄수화물이 분해 및 소화가 되기 위해서는 더 많은 시간이 필요하고 그로 인해 혈당 수치가 안정되게 유지되기 때문에 갑자기 배고픔을 느끼는 일이 줄어든다.

버진 코코넛 오일에는 중간사슬 필수 지방산인 라우르산이 풍부하다. 라우르산은 뛰어난 항바이러스성, 항균성 및 항효모성 물질로 칸디다 알비칸스의 주요 변종 세균들을 모두 죽일 수 있다. 또한 라우르산은 탄수화물에 대한 갈망을 감소시켜주기도 한다.

코코넛 오일은 뛰어난 해독 기능도 갖고 있다. 코코넛 오일은 몸속에 있는 독소를 청소하고 소화관을 건강하게 유지하며 세포들에게 영양을 공급한다. 이 모든 것들은 여러분의 몸이 정상 체중으로 돌아가는 여정에서 필수적인 것들이다.

코코넛 오일은 몸속의 지방에 갇혀 있는 독소를 분해하고 제거함으로써 몸속에 지방을 축적해야 할 필요가 점점 사라지게 만들기 때문에, 이를 이용해 몸속의 독소를 중화시키는 것은 체중 감량을 위해 매우 중요하다. 몸속에 지방을 축적시키는 것은 지방 조직 속에 독소를 저장함으로써 생존을 유지하려는 메커니즘이라는 사실을 다시 한 번 기억하기 바란다.

또한 이것은 코코넛 오일이 순수 근육을 만드는 과정에 어떻게 도움을 주는지, 보디빌더나 개인 트레이너 혹은 운동선수들이 왜 코코넛 오일을 선호하는지를 설명할 수도 있다.

'좋은' 기름과 '나쁜' 기름

지방과 기름을 이해하는 것은 매우 복잡한 문제이고, 식품 산업도 여러분이 알고 있듯 매우 복잡하다. 우리는 식품과 기름을 제조하는 기업들의 선전 덕분에 포화지방은 나쁜 것이고 불포화지방은 좋은 것으로 믿도록 세뇌당하고 있다.

하지만 그것은 사실이 아니다. 건강에 유익한 포화지방도 많고, 반대로 건강에 해로운 불포화지방도 많다. 여러분의 몸에 좋은 지방인지 나쁜 지방인지를 결정하는 유일한 기준은 천연 상태로 존재하느냐 아니면 가공 혹은 '정제'되었느냐다.

마가린 혹은 정제되거나 수소 경화 처리된 식품들이 미국의 식품 매장에 나타나면서, 이전까지 일반적으로 사용되던 코코넛 오일이나 아마씨 오일, 어유(魚油) 등은 미국의 식품 매장 진열대에서 점점 사라지기 시작했다.

새롭게 일어난 식품 산업이 코코넛 오일 같은 천연 오일과 유익한 오일을 상대로 진행한 캠페인은, 당시에 미국인들을 불안에 떨게 만든 심장마비의 급증이 포화지방 때문이라고 비난하는 대중매체의 허위 정보에 의해 증폭되었다.

코코넛 오일을 비롯한 여타 건강한 오일들은 최근 들어 건강식품 전문점의 진열대에 복귀하기 전까지 지난 30년 혹은 그 이상 동안 일반 식품점 진열대에서 사라져 있었다. 대신 대두유, 면실유 또는 유채씨유(카놀라유)처럼 값싸고 질 낮은 오일들이 식품점 진열대를 차지하고 있었다.

이처럼 정제된 오일은 위산 역류를 비롯한 심각한 위장 기능 장애, 과민성 대장 증후군, 크론병, 변비 및 대장암과 같은 질병들을 일으키는 책임에서 자유롭지 못하다.

몸을 구성하는 수많은 세포들이 건강을 유지하고 각각의 기능을 제대로 수행하기 위해서는 건강한 오일이 필요하다. 포도당 흡수에서 능동적인 역할을 하는 세포막에는 시스형 w3(오메가3) 불포화지방산의 보체(補體, 효소와 같은 작용을 하는 물질)가 포함되어야만 한다.

이것은 세포막을 부드럽게 만들고 에너지 생산에 필요한 포도당 분자를 쉽게 흡수할 수 있도록 해준다. 그리고 이것이 다시 혈당 수치의 균형을 유지시켜준다.

압착기를 이용하여 분리된 천연 오일이나 가공되지 않은 지방과 달리, 열처리된 지방과 오일을 주기적으로 섭취하면, 세포막이 자신들의 건강한 지방산을 잃기 시작하고 그 자리를 해로운 트랜스지방산이 대체하게 된다.

결과적으로 세포막이 점점 두껍고 단단하면서 끈끈하게 바뀌고, 포도당의 이동 메커니즘을 방해하면서 혈당 수치가 증가하는 결과를 초래한다. 그리고 이것이 연쇄반응을 일으켜 여러 장기와 기관에 영향을 미치게 된다.

췌장은 높아진 혈당을 처리하기 위해 더 많은 양의 인슐린을 분비하는데, 이것이 몸 전체에서 염증을 일으킬 수 있다. 간은 일부 과잉 혈당을 지방질로 변환시키고 이것이 지방세포에 축적된다. 그 결과 몸 전체에 지방이 축적되어 체중이 증가하는 것이다.

혈액 속에 남아 있는 혈당을 제거하기 위해 비뇨기관은 점점 더 많은 임무를 수행해야 한다. 그러다 결국 다른 세포들이 사용할 에너지가 부족해지면서 우리 몸은 만성적으로 피로한 상태에 빠지게 된다.

콩팥 위에 위치한 내분비 기관인 부신은 혈액 속에 더 많은 양의 스트레스 호르몬을 분비하여 기분을 변화시키고 불안감이나 우울증을 만들어내는 방법으로 반응한다. 내분비샘 역시 제대로 작동하지 않게 된다.

췌장은 추가적인 인슐린 분비에 대한 끊임없는 요구로 혹사당하다가, 결국은 충분한 양의 인슐린을 생산하지 못하게 된다. 그러면 체중이 날마다 조금씩 증가할 수 있다. 심장과 폐에는 폐색이 진행되고 뇌를 포함한 몸 안의 모든 세포에 산소를 공급하는 임무를 제대로 수행하지 못하게 된다.

이처럼 사소해 보이는 잘못된 식단 하나가 사실상 몸 안의 모든 장기와 기관에 나쁜 영향을 미친다.

제3장
몸속에서 일어나는 일들

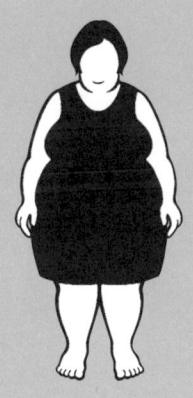

여러분의 육체적인 건강과 행복은 여러분이 생각하는 것 이상으로 소화관 및 내장과 직접적으로 연관되어 있다. 이곳에서 모든 것이 시작되고 끝난다. 다시 말해 소화와 배출을 비롯한 모든 일들과 그 중간의 모든 일들이 이곳에서 시작되어 끝을 맺는다는 말이다.

간단히 말하면, 우리가 무엇을 먹고 그것을 어떻게 처리하며, 어떤 것을 배출하고 어떤 것을 몸 안에 남기는지와 같은 것들이 우리를 고통스럽게 만드는 모든 질병들과 관계가 있다. 비만은 내가 '독성 중독'이라 부르는 것 때문에 나타나는 좀 더 직접적이고 명확하게 눈에 띄는 결과들 중 하나다.

여기에 덧붙여 서로 연결되어 있는 정신과 신체가 새로운 차원의 상황을 만들어낸다. 신체와 완전히 똑같은 프로세스가 인간의 정신에도 그대로 적용된다. 우리의 뇌리를 사로잡고 있는 생각과 느낌들을 우리가 어떻게 처리하는지, 또한 떠나보내기 어려운 정서적 독소들은 어떻게 처리하는지가 매우 중요한 문제가 되는 것이다.(제4장 참조)

완벽한 세상에서는 건강과 행복을 만들기 위해 정신과 신체가 맞물려 움직인다. 하지만 장(腸)과 림프 기관이 독소에 오염되고 폐색되면 어떤 일이 일어나겠는가?

비만은 대개 몸속의 오염과, 간에서 시작해 소장 및 대장 그리고 최종적으로 림프 기관에 폐색이 발생하여 나타나는 결과물이다. 물론 이렇게 간략히 말한 것보다는 조금 더 복잡하지만, 과체중 상태에 있는 사람이라면 반드시 스스로 독성에 오염시키고 있다는 사실을 부정할 수 없다.

일반적인 체중 감량 전문가들은 여러분이 과체중이 되느냐 아니냐는 각자가 먹는 음식의 종류와 운동량이 결정하는 것이고, 불어난 살을 어떻게 빼는지가 중요하다고 믿도록 만들려고 할 것이다. 이와 같은 원리를 보통 '칼로리 인, 칼로리 아웃(섭취하는 칼로리와 소모되는 칼로리)'의 원칙이라고 부른다.

이러한 원칙을 추종하는 '체중 감량 전문가'들은 여러분에게 복잡하고 정교한 식단을 제안하고, 심지어 여러분이 날마다 섭취하고 소모하는 칼로리를 계산하는 매우 인상적인 수학 공식들을 제시하기도 한다.

여기에 규칙적인 식습관과 숙면에 관한 몇 가지 상식적인 조언을 곁들이면 여러분은 결국 완벽한 체중 감량 프로그램을 갖게 된다. 최소한 그런 것들이 여러분에게 믿음을 줄 것이다.

여러분이 먹는 음식이 건강을 유지하느냐 못하느냐를 결정하는 중요한 요소인 것은 사실이지만, 힘든 운동을 통해 지방을 태우거나 칼로리를 소모하는 것은 절대적으로 불필요하다. 그러한 것들은 여러분을 체력이 견딜 수 있는 한계까지 몰아붙이면서, 자신의 신체는 아주 조금만 돌보라고 권한다.

무엇보다 중요한 사실은, 일반적인 체중 감량 프로그램들은 오직 눈에 보이는 것, 즉 늘어진 뱃살이나 옆구리살 혹은 팔뚝이나 허벅지에 붙은 살과 같은 '질병의 증상'만을 다룬다는 점이다. 군살이 붙어 있는 몸의 부위에 맞는 서로 다른 운동법이 있는 것은 물론이다.

이러한 체중 감량 프로그램들이 간과하는 것은 바로 비만의 원인이다. 우리 몸은 어떤 이유로 지방을 축적할 필요성을 느끼는 것일까? 무엇으로부터 자신을 보호하기 위해 그런 일을 하는 것일까? 그리고 그 이면에는 어떤 종류의 독성 중독이 숨어 있는 것일까?

생명의 에너지

아유르베다 의학에서는 우리의 존재에 힘을 불어넣는 생명력을 치(Chi) 혹은 프라나(Prana)라 부르고, 음식을 소화시키는 것을 아그니(Agni), 즉 소화의 불이라고 하며, 몸 안의 조직, 장기, 근육과 혈액에 흐르는 체액과 에너지의 움직임을 결정하는 세 가지 원소(Dosha, 도샤)를 각각 바타(Vata, 바람), 피타(Pitta, 불), 카파(Kapha, 물)라고 부른다.(제12장 참조)

여러분의 몸속에 흐르면서 생명을 유지하는 자연 에너지의 혼란은 소화 기능, 배출 기능 그리고 면역 체계의 불균형을 초래하여 결국 몸 안이 독소에 오염되고 폐색이 발생하는 결과를 이끌어낸다.

간, 위장, 창자, 내장 기관 및 림프계에 독소가 축적되고, 독소에 중독된 장기들은 딱딱해지고 일그러지며, 이처럼 건강하지 못한 내부의 환경에 적응하려는 헛된 노력 속에 본연의 형상과 기능을 잃게 된다.

이것이 바로 비만, 위장 장애 그리고 암을 비롯한 여러 질병들의 출발점이다. 이처럼 내장 기관들이 비만에 제대로 대처하지 못하게 되는 과정과 그 결과들을 면밀히 살펴보기 전에 여러분이 깜짝 놀랄 만한 사실 한 가지를 말하려고 한다.

여러분은 담석이 요통의 원인이 될 수 있다는 사실을 아는가? 심각하게 폐색이 진행된 쓸개(담낭)는 지방간을 만들고 몸통 둘레에 살이 찌게 만들 뿐만 아니라, 허리 부분에 격렬한 통증을 유발한다.

미국인의 60% 이상이 요통을 느끼고 있으며 똑같은 비율의 미국인들이 과체중이라는 통계가 과연 우연의 일치일까? 그 두 가지 상황은 모두 제 기능을 하지 못하고 꽉 막혀 있으면서 고통을 겪고 있는 소화 기관에 의해 특징지어진다.

여러분도 알다시피 수많은 증상과 질병, 심지어 비만까지도 그 근본 원인이 무엇인지는 종종 명확하지가 않다. 모든 생화학적 프로세스에는 지배적인 논리와 리듬이 있으며, 모든 프로세스들은 서로 상호작용을 한다. 그러나 대증요법이 그러는 것처럼 증상 자체만 보고 치료하면, 그 근본적인 원인으로부터 더욱더 멀어지게 된다.

여러분은 이 책을 읽어나가면서 인간의 몸이 지속적으로 평형을 찾고 있다는 사실을 알게 될 것이다. 어떤 부분에 고장이 생기면 몸은 자신의 겉모습을 일그러뜨려서라도 그것을 만회하려고 한다.

이것은 몸이 더 이상의 과도한 부담을 견딜 수 없을 때, 즉 독성 중독이 한계에 이를 때까지 계속되는데, 우리는 이를 질병이라고 부른다. 여러분에게 질병의 진행 과정에 대한 더욱 명확하고 이해하기 쉬운 그림을 보여주기 위해, 이 책에는 아유르베다 의학의 기본적인 통찰 중 일부를 포함시켰는데, 아유르베다 의학은 고대로부터 전해져오는 가장 완벽한 자연치유 의학이다.

질병이 어떻게 생겨나는지를 정확히 이해하면, 그것을 되돌리는 방법이 무엇인지도 자연스럽게 이해하게 될 것이다.

소화: 존재의 중심

실제로 소화 과정은 여러분의 입에서부터 시작된다. 음식물은 입안에서 침에 의해 1차로 소화되는데, 이것은 여러분의 췌장과 작은창자에 음식이 곧 내려간다는 것을 알려주는 신호가 된다.

그러면 췌장과 작은창자에서 음식물을 분해하여 가장 작은 단위의 영양소로 만드는 데 필요한 적절한 종류와 양의 소화 효소 및 미네랄이 분비된다.

연구 결과에 의하면 씹는 행위는 섭취한 음식물의 소화가 잘되도록 음식물을 잘게 부술 뿐만 아니라, 스트레스 호르몬의 분비를 감소시키는 역할도 수행한다.

음식을 먹는다는 것, 즉 칼로리를 섭취한다는 것은 과체중인 사람에게는 일반적으로 매우 큰 스트레스를 주는 사건이 될 수도 있다. 그러면 이것이 다시 걱정, 두려움과 불안함 같은 감정들을 만들고, 그런 감정을 느낀 사람은 음식을 더 빨리 씹게 된다.

섭취한 음식물이 위장으로 들어가면, 여러분의 침이 최대 한 시간 정도까지는 위장에서도 계속 소화를 돕는다. 바로 이때 여러분의 위는 소화액, 즉 염산과 효소, 무기염, 점액, 수분 등이 포함된 위액을 분비하기 시작한다.

위액의 산성은 식품 첨가물이나 화학물질 같은 해로운 물질들과 함께 음식물에 자연스럽게 존재하는 해로운 미생물과 기생충을 죽인다. 또 단백질과 반응하기 위해 특별한 효소를 분비한다.

충분한 양의 산성 위액과 섞인 음식물은 길이가 대략 6미터에 이르는 작은창자로 보내진다. 구불구불한 튜브처럼 생긴 이 장기는 대부분의 화학물질을 소화시키고, 영양소와 무기염 및 수분을 흡수하는 역할을 담당한다.

이와 동시에 간에서는 담즙(쓸개즙)이 분비되고 췌장에서는 전분 등의 탄수화물을 더욱 잘게 분해시키는 데 도움이 되는 소화 효소, 미네랄과 수분이 분비된다. 이에 반해 담즙은 지방과 단백질을 대사시키는 역할을 한다.

대사된 영양소는 작은창자 내벽을 통해 흡수되어 혈액으로 들어가고, 혈액은 해독 작용을 위해 이것들을 간으로 운반한다. 그렇지 않고 남겨진 것들은 림프 기관에 의해 해독된다.

몸의 복잡한 대사 과정은 아그니, 즉 음식과 그 안의 영양소가 처리될 때 소화 작용을 담당하는 '소화의 불'을 원동력으로 진행된다. 아그니는 담즙에 의해 힘을 얻는데, 담즙이 없다면 다른 어떤 소화액도 음식물을 분해하여 영양소로 전환하는 일을 효율적으로 진행할 수가 없다.

담즙의 역할은 상당 부분 과소평가되고 있으며, 담즙의 흐름이 막히면 담석이 발생하여 병을 얻고 체중이 증가한다. 알칼리성 액체인 담즙은 위액의 염산을 희석시킨다. 덕분에 장에서는 대사 과정에 필요한 소화 효소를 분비할 수 있다.

장(腸) 속의 산성도(pH)가 강한 산성을 띠면 효소의 분비를 가로막고 음식물을 적절히 소화시키는 데 주요 장애 요인이 된다. 간의 담관과 쓸개에서 담즙의 분비가 담석으로 가로막히지 않는다면, 여러분이 신선하고 건강에 좋은 음식을 섭취하는 한 음식물이 소화되는 데 지장을 받는 일은 거의 없다.

하지만 정제된 탄수화물이나 정제 설탕 혹은 가공식품과 음료에 들어 있는 화학 첨가물은 아그니의 힘을 심각하게 약화시킨다. 이런 식품들은 그 어느 하나라도 인간이 섭취하도록 자연이 의도한 것도 아니고 자연에 의해 만들어진 것이 아니다. 더 심각한 것은 우리가 그런 음식들을 날마다 꾸준히 섭취하여 소화의 불을 꺼뜨리고 있다는 사실이다.

이것이 바로 독성 중독이 발생하는 원인이면서, 비만의 근본 원인이 된다. 아그니의 힘이 약해지면 소화되지 않은 음식물이 장의 내벽을 통과하여 혈류 속으로 들어갈 수가 없다. 이렇게 장 속에 남아 있는 음식물은 해로운 세균들의 주요 공격 목표가 되고 장 속에서는 발효와 부패가 시작된다.

해로운 세균과 독소 및 독성 가스에 의한 연쇄반응이 일어나면서 소화 기능은 더욱더 손상을 입는다. 시간이 흐를수록 영양소를 흡수하는 장의 능력은 엄청나게 약해진다.

점점 더 많은 양의 독소와 노폐물이 만들어지면서 이로 인해 소화관이 점점 막혀가는데, 그 결과로 간이 손상을 입는 것은 말할 필요조차 없다. 이런 상태가 되면 음식은 독으로 변한다.

놀라운 사실이 하나 있다. 바로 서구인의 3분의 1이 장에 문제가 있다는 진단을 받아왔다는 사실이다. 미국인들의 식습관과 생활 습관을 살펴보면, 아마 여러분도 그 이유를 쉽게 알 수 있을 것이다.

정신과 신체가 연결되어 있다는 것은 소장(작은창자)에 의해 명확히 입증된다. 뇌에서 사고(思考)를 담당하는 대뇌피질은 소화 프로세스와 밀접하게 연결되어 있다. 따라서 음식뿐만 아니라 '사고' 역시 적절히 '소화'되고, 우리에게 해를 끼치는 어떤 원인도 되지 않도록 처리되어야 한다.

제대로 소화되지 않은 사고는 몸 전체에 독소와 같은 효과를 나타내는데, 특히 소화 기관에는 더 큰 영향을 미친다. 두려움, 분노, 충격, 정신적 외상, 불안감 등의 부정적인 감정은 자신의 존재를 명확히 드러내지 않은 채 상당히 오랫동안 소화관을 구성하는 세포의 기억 속에 저장될 수도 있다.

그런 기억이 임계점에 이를 때까지 쌓이면, 갑자기 분출하여 그 사람의 인격을 부정적으로 변화시킬 수 있다. 또한 이것은 신체까지 손상시킬 수 있다.

다시 말해서 여러분이 자주 기분이 상하고 화가 나거나 걱정 근심이 많아진다면, '정신적 소화불량'뿐만 아니라 신체적 소화불량으로 고통을 겪고 있을 가능성이 높다. 소장의 불균형은 그것이 제대로 소화되지 않은 음식물이든 혹은 해소되지 않은 감정적 갈등이든 무언가가 우리의 내부를 꽉 막고 있는 것으로 특징지어진다.

'행복의 호르몬'이 소화 기관에서 만들어진다는 사실은 매우 흥미롭다. 실제로 세로토닌의 95%가 소화 기관에서 만들어져 소화 기능을 조절하고, 뇌에서 만들어지는 양은 단지 5%에 불과하다. 행복이 부족하면 세로토닌 분비를 감소시키고 그로 인해 소화 기능이 약해진다.

반대의 경우도 마찬가지다. 여러분이 만성 소화불량 때문에 고통을 겪고 있거나 혹은 가공식품이나 정제 식품, 변질된 식품을 습관적으로 즐겨 먹을 때 소화관에 독성 노폐물이 쌓이기 시작한다. 이 노폐물들은 신경과민이나 과잉행동 혹은 기타 정서적으로 불안한 상황을 증가시킬 수 있다.

이런 식으로 얘기해보자. 우리는 대략적으로 소화관에 있는 독소가 부정적인 생각과 대응한다고 말할 수 있다. 그리고 정신과 신체는 서로 연결되어 있기 때문에 부정적인 생각과 느낌은 독소가 될 수 있고, 반대로 독소가 부정적인 생각과 느낌을 이끌어낼 수도 있다.

림프: 천연 정화 장치

몸의 면역 체계 중 3분의 2 이상이 소화관에 존재한다. 그리고 이것은 신체와 정신의 독소를 모두 책임지기 때문에 우리의 신체적·정신적 치유 시스템으로서의 역할을 수행한다.

피하지방을 포함하여 비만은 몸의 자연스러운 면역 방어 체계를 구성하는 림프계가 폐색되어 나타나는 여러 질환 중 하나다. 그 밖의 질환들인 다발성 경화증, 섬유근육통, 만성 피로 증후군, 암 등은 독소에 대항하기 위한 강력한 방어책이다.

그렇다면 림프계는 정확히 어떤 것일까? 몸 안의 장기들을 통과해 흐르면서 조직과 혈액 및 세포 내의 독소를 내다 버리는 하수관들이 그물처럼 연결되어 있는 모습을 상상해보자.

이 하수관망은 신진대사 노폐물, 소화되지 않은 음식물 찌꺼기, 동물성 단백질, 약이나 가공식품에서 나온 화학물질, 죽은 세포의 잔해물과 같은 독소들을 공격하고 파괴하는 세포들이 포함된 액체와, 세포 바깥의 공간이나 세포 사이의 공간에서 나온 여분의 액체들로 가득 차 있다.

몸의 서로 다른 부위에 있는 림프 조직은 림프관이라는 배관망을 통해 연결된다. 이 배관들은 겨드랑이 부분에 위치한 림프절이라 불리는 정화 시설을 통과한다.

몸 안에 3.5~5리터의 혈액이 있을 때 림프액은 6~10리터가 있으며, 이 림프액은 정화 시설 역할을 하는 림프절을 통과한다. 하지만 림프액의 흐름과 면역 체계가 독소를 비롯해 소장과 간에서 만들어진 분해 물질에 압도당하면, 몸은 스스로 정화하는 능력을 상실한다.

소화관에서 일어나는 대부분의 문제는 해로운 음식을 섭취하기 때문에 발생한다. 아래 열거하는 음식이나 조리 방법들은 구강에서 항문까지 연결되는 소화관 전체 내벽에 존재하는 점액질 보호막을 강하게 자극하는 효과가 있다. 즉 가공식품, 방사능에 오염된 식품, 정제 식품, 튀긴 음식, 전자레인지로 데운 음식 그리고 통조림 식품 등이 그것들이다.

육류, 생선, 가금류, 달걀, 치즈, 정제 설탕, 정제 소금, 초콜릿, 캔디, 시판용 과일 주스, 커피, 알코올, 탄산음료와 같이 강한 산성을 만드는 식품 그리고 환각제와 의약품 등은 소화관 내벽을 자극한다.

몸은 잠재적으로 해로운 것은 그것이 무엇이든 소화시키거나 활용할 수 없기 때문에, 이러한 제품들은 발효와 부패로 알려진 생화학적 형질 전환을 겪는다.

연구 결과는 가공식품이나 정제 식품을 알코올이나 붉은 고기 혹은 가공된 육류와 함께 섭취하는 것은 매우 치명적인 조합이라고 지적한다. 이러한 식품들이 많이 포함된 식단으로 식사할 경우 림프계의 폐색과 비만을 촉진할 뿐만 아니라 유방암, 대장암, 췌장암을 비롯한 여러 가지 암에 걸릴 위험이 증가하는 것과도 연관이 있다.

이러한 음식들은 강한 산성을 만들뿐더러 과도한 열성(熱性)을 갖고 있다. 서구 영양학자들은 이러한 음식을 '열을 내는 음식'이라고 부르는 데 반해, 동양의학을 비롯한 자연의학에서는 이러한 음식이 너무 많은 열성을 만들어낸다고 믿는다.

과체중인 사람의 신진대사에 대해 잠시 생각해보자. 초과된 체중은 과다 지방이 열을 갖고 있기 때문이 아니라 몸의 장기들이 적정한 체중을 유지하기 위해서 더 많은 일을 하느라 몸의 온도를 높이기 때문이다.

과체중인 사람은 쉬고 있는 순간에도 정상 체중의 사람보다 더 많은 열을 만들어낸다. 만약 여러분의 체중이 과체중으로 가는 경향이 있다면, 열성이 많은 음식을 먹는 것은 비만과 소화 장애를 일으키는 지름길이 될 수 있다.

심지어 과체중이 아닌 사람이라도, 예를 들어 콜라에 들어 있는 인산이나 다른 화학 첨가물과 같은, 산성도를 높이고 자극적인 음식에 지속적으로 노출되면 소화관 내벽에 화농성 상처나 천공이 생길 수 있다.

여러분은 제대로 소화되지 않은 음식물에서 나온 노폐물이 소화관에서 몇 주일 혹은 몇 개월, 심지어 몇 년 동안 머무를 수도 있다는 사실을 알고 있는가? 간식이나 야식으로 너무 빨리 섭취한 음식물 혹은 잘못된 조합의 음식물은 아그니, 즉 소화의 불을 감소시킨다. 분노와 두려움 역시 아그니를 감소시킨다. 건강하지 못한 소화관에서는 점액과 독소 및 대변이 결합하여 아유르베다 의학에서 말하는 아마(Ama, 체내 독소) 혹은 숙변이 만들어진다. 소화관은 과다 노폐물을 처리하면서 자신의 원래 형상을 잃는다. 소화관은 별다른 선택의 여지 없이 여러 겹의 아마(숙변)층으로 가득한 돌출부를 만든다.

아마(숙변)는 기생충과 미생물의 번식처일 뿐만 아니라 암세포의 온상이다. 소화관의 면역 체계는 과도한 독소에 의해 결국 무릎을 꿇는다.

그리고 프로바이오틱(건강을 위해 살아 있는 미생물이나 물질을 경구 투여하는 것) 혹은 '이로운 세균'에 의해 억제되던 치명적인 미생물이나 해로운 세균이 소화관을 접수하기 시작한다. 이 미생물들은 자신들이 발견하는 모든 것들을 빠르게 독소로 변화시킨다.

놀랄 것도 없이, 심하게 폐색된 림프계는 복부 팽만을 불러일으키고 몸의 다른 부분들을 폐색시킨다. 몸은 혈액이 독소에 의해 중독되는 것을 막으려는 필사적인 노력으로, 고통을 겪고 있는 조직을 굳어지게 만든다. 이것이 바로 궤양이 진행되는 첫 단계다.

시간이 지나면서 굳어진 점액층이 더해지고 고통받고 있는 부분 주위에는 두꺼운 딱지가 형성된다. 이것은 소화관을 더욱더 단단하게 만들고, 그것이 다시 소화관 내벽의 혈액 순환을 방해하며 소화관의 운동 속도를 떨어뜨린다.

결국 면역 체계가 무릎을 꿇었을 때 몸은 독성 중독 때문에 고통을 겪게 된다. 비만은 독성 중독의 다른 이름일 뿐이다.

비만과 암 모두 림프계의 심각한 폐색과 연관되어 있고, 수년간 더 많은 연구가 진행되면서 이 두 질병의 상호 연관성이 강화되는 연구 결과가 불쑥불쑥 거론되고 있다.

그러한 연구들 중에 제네바 대학교의 과학자들에 의해 진행된 연구에서는 비만과 유방에 생기는 종양 간의 연관성이 발견되었다. 이 연구의 대상은 2003년부터 2005년 사이에 제네바에서 침윤성 유방암 진단을 받은 여성들이었다.

과학자들은 비만 여성이 3기 및 4기 종양으로 고통을 겪을 가능성이 상대적으로 1.8배 이상 높다는 사실을 발견했다. 다시 말해 비만 여성이 심각한 유방암에 걸릴 가능성이 과체중 상태가 아닌 여성에 비해 180% 이상 높다는 것이다.

또한 조사 대상 여성들 중 비만 여성은 발암 요인이 있는 림프절을 갖고 있을 가능성이 510% 이상 높았는데, 이는 암이 다른 부위로 퍼져나갈 가능성이 있음을 의미한다.

다른 연구원들은 렙틴 호르몬이 비만과 암 사이에 존재하는 '잃어버린 연결고리'가 아닌지 의심하고 있다. 지방 조직의 지방세포에서 생산되는 렙틴은 포만 호르몬으로도 알려져 있는데(제11장 참조), 언제 음식 섭취를 중단할지 알려주는 역할을 한다.

대장: 하수관이 역류할 때

점점 더 많은 수의 남녀가 대장에만 약 10kg이 넘는 노폐물을 축적하고 있다는 사실을 알면 여러분은 아마 깜짝 놀랄 것이다.

비만과 밀접한 연관성을 갖고 있는 장기 중 하나가 큰창자, 즉 대장인데, 대장의 주요 기능은 신진대사 노폐물을 모아뒀다가 배출시키는 것이다.

대장은 많은 사람들이 필요 없는 것으로 여기는 맹장에 의해 깨끗이 유지된다. 맹장은 '해로운 세균'에 대응하는 '유익한 세균'을 기르는 장소다. 이 작은 장기의 임무는 간에서 나오는 담즙의 도움을 받아 대장을 깨끗하게 유지하는 것이다.

하지만 대장이 언제나 임무를 완벽하게 수행하는 것은 아니다. 그것은 주로 건강하지 못한 식습관에서 비롯된 것이다. 장이 효과적으로 기능하지 못하고 있다는 것을 알려주는 지표 중 하나가 변비 혹은 잦은 변통(便痛)인데, 이는 과체중인 사람들에게서 흔히 나타나는 증상이다.

대장에 과부하가 걸린 것은 엄청나게 늘어난 허리둘레로 알 수 있다. 대장에 노폐물이 쌓이면 횡행결장의 탈장이 생길 수 있고, 이것은 다시 방광, 전립선 혹은 여성의 생식 기관 등과 같이 하복부에 있는 장기에 엄청난 압력을 가한다. 그 결과, 이들 장기가 정상적인 위치에서 벗어날 수 있으며, 그로 인해 더 심한 구조적 손상과 기능적 손상이 발생할 수 있다.

하지만 그보다 더 심각한 문제가 일어날 수도 있다. 미시간 주립대학교에서 수행하여 2005년 5월 《발암 연구(Carcinogenesis)》에 발표된 연구에선 과체중이 대장암의 발병을 증가시킬 수 있다는 사실을 발견했다. 이번에도 두 질병 사이를 연결하는 것은 렙틴 호르몬이었다.

연구원들은 비만인 사람들에게서 신진대사와 공복감을 조절하는 렙틴 호르몬 수치가 증가하는 것을 발견했다. 그들은 또한 이것이 특정 생장인자의 생산을 자극하기 위해 전암(前癌) 대장세포의 발생을 유발시킨다는 사실도 밝혀냈다.

이것은 어린 악성 세포에 혈액의 공급을 증가시키고, 그것이 다시 악성 종양 세포의 성장을 촉진하게 된다.

신장: 돌로 지은 집!

신장은 인간의 몸에서 가장 섬세한 균형을 유지하는 임무를 수행한다. 즉 혈액과 다른 체액에서 나트륨과 칼륨의 정상적인 산-염기 농도를 유지한다.

나트륨이 염기성 미네랄인 데 반해 칼륨은 산성 미네랄이다. 이들 두 천연 미네랄의 비율은 pH(수소이온농도지수)로 표현되고 매우 좁은 범위 안에서 유지되어야 한다.

왜냐하면 여러분의 몸을 이루는 100조 개의 세포 하나하나가 기본적인 기능을 수행하기 위해 특정한 pH값을 가져야 하기 때문이다. 바로 이것이 신장에게 맡겨진 수많은 중요한 역할 중 하나다.

만약 여러분 몸의 장 속 환경이 산성 상태로 기울어졌다면, 산성 혈증(혈액 pH가 정상 범위를 넘어 산성으로 변화된 상태)으로 고통을 겪을 위험이 증가하고, 여러분의 식습관에 따라서는 독성 중독을 향한 속도가 빨라질 수 있다. 이와 반대로 여러분의 혈액과 다른 체액이 염기성 상태로 기울어졌다면, 알칼리 혈증(혈액의 pH가 정상 범위를 넘어 알칼리성으로 이동한 상태)의 위험이 증가한다.

적절한 수준의 pH값이 유지되지 못할 때, 신장은 그러한 불균형을 회복하기 위해 방어적 행동을 취할 수밖에 없다. 그 방법 중에는 신장 폐색, 신장 결석 및 체액 저류 등이 있으며 이 모든 것들은 체중 증가와 연관되어 있다.

간, 소장 및 대장과 같은 다른 장기에서 익히 보아왔듯이, 폐색은 독성 중독을 유발하고 그것은 다시 비만, 당뇨, 류머티스 관절염, 위궤양, 고혈압, 암, 다발성 경화증, 알츠하이머병, 기타 여러 가지 만성 질환 등의 문제를 일으킨다.

독성 중독과 신장 폐색에 기여하는 주요인 중에는 탈수증과 산성 식품 섭취가 있다.

탈수증은 수분 섭취가 충분하지 못할 때 일어난다. 탈수 효과를 일으키는 식품과 음료(육류, 인공 감미료, 설탕, 알코올, 차, 커피와 탄산) 등을 섭취하거나, 흡연 및 장시간 텔레비전을 보는 행동도 탈수증의 원인이 된다.

많은 양의 옥살산(시금치 등에 비교적 많이 들어 있으며 수산이라고도 함)이 함유된 식품과 음료가 신장 폐색을 유발하는 것처럼 육류, 생선, 유제품, 구운 음식, 캔디, 설탕과 같이 산성을 만드는 식품을 많이 먹는 식습관도 신장 폐색을 만드는 또 다른 방법이다.

또한 물을 충분히 마시지 않을 때에도 몸에 수분이 부족해진다. 대부분의 사람들은 이처럼 생명을 주는 물 대신 가공 음료 혹은 차나 커피처럼 카페인이 들어 있는 음료를 마신다.

탈수증이 생기면 몸의 pH값이 변하고, 세포 바깥쪽에는 축적된 독성 노폐물을 중화시키기 위해 수분의 양이 증가한다.

신장은 수분을 붙잡아두기 시작하고, 배출되는 소변의 양을 급격히 줄이면서 잠재적으로 해로운 노폐물을 더 많이 보유하게 된다.

그 결과, 어떤 사람은 몸의 여러 부분에 체액이 축적되고, 또 다른 사람들은 조직과 장기에 체액이 축적된다. 수종(水腫)이라 불리는 이러한 증상은 체중 증가를 불러일으킨다.

실제로 조직이나 장기에 수분이 차는 것만으로 비만이 생기지 않는다 해도, 대개는 일정 부분 비만에 기여하는 것이 일반적이다.

보통의 경우, 세포에 수분이 부족해지면 세포 내 효소가 뇌에 신호를 보낸다. 하지만 탈수 상태에 빠진 세포 내 효소는 효율성이 떨어져 더 이상 가뭄과 같은 상태를 신고할 능력을 갖지 못하게 된다.

결과적으로 그런 세포들은 뇌에 응급 상황을 알리는 데 실패하고, 그것은 '갈증 경고 비상벨'을 누르도록 만든다. 그다음은 악순환의 시작이다.

이상하게 들릴 수도 있겠지만, 몸 안의 수분 정체(停滯)를 해결하는 방법은 물을 마시는 것이다! 그렇게 함으로써 독소를 배출하는 것이 가능해지고 혈액과 기타 체액에서 산성도를 떨어뜨릴 수 있기 때문이다. 몸은 더 이상 스스로를 구하기 위해 수분을 저장할 필요가 없어진다. 여러분이 충분한 양의 물을 마시지 않았을 때 반드시 생각해봐야 할 것들은 다음과 같다.

- 약 75%의 미국인들이 만성 탈수증을 갖고 있다.

• 미국인의 37%는 갈증 기전이 너무 약해 자신이 배고픈 것으로 잘못 판단한다. 워싱턴 대학교에서 수행된 연구에 의하면, 연구 대상이면서 다이어트를 하는 사람들 거의 대부분이 한 컵의 물을 마시는 것만으로도 한밤중에 배가 고파지는 증상을 멈출 수 있었다고 한다.

• 정도가 심하지 않은 탈수증이라도 신진대사의 효율을 3% 떨어뜨린다.

신장 결석은 폐색이 발생했음을 알려주는 또 다른 징후다.

결석은 아주 미세한 결정으로부터 만들어지지만 달걀만큼 커질 수도 있다. 미세한 결정은 크기가 너무 작아 엑스레이로도 검출이 안 되고 통증도 나타나지 않기 때문에 발견되는 경우가 매우 드물다.

하지만 그렇게 작은 결정도 미세한 신세뇨관(신장에서 요의 생성에 관여하는 직경 20~30㎛의 가는 관)을 막히게 하는 데 충분하다.

크기가 큰 결석이 두 개의 요관 중 하나에 들어가면 소변 배출이 막히고, 이는 신장염이나 신부전 같은 심각한 합병증을 유발할 수 있다.

신장의 어느 부분에서든 폐색이 발생하면 몸 안의 수분과 화학물질을 제거하고 양을 조절하는 능력이 제한되는데, 그것은 이 섬세한 기관에 고통을 안겨준다.

일부 연구에서는 연간 200만 명의 환자가 신장 결석으로 병원을 찾는다고 주장한다. 이들 연구에 의하면, 비만 여성은 신장 결석이 발생할 위험이 그렇지 않은 여성에 비해 90% 이상 높다고 한다. 그리고 비만 남성의 경우 33% 이상 높다.

일부 연구원들은 비정상적인 지방 조직 축적이 인슐린 저항성을 유발하고, 그것이 소변의 성분 변화를 일으켜 신장 결석이 자라기 좋은 환경을 만드는 것으로 믿고 있다.

또 다른 연구원들은 비만인 사람들에게 신장 결석이 잘 생기는 이유가 청량음료와 콜라를 너무 많이 마시기 때문이라고 믿는다.

청량음료는 산성이 매우 강하고 미네랄의 불균형이 매우 심각한 수준이다. 신장은 이러한 불균형을 바로잡고 몸의 pH를 정상 수준으로 회복시키기 위해 뼈와 기타 조직에서 칼슘을 빼낸다.

신장에 칼슘의 농도가 지나치게 높으면 신장 결석 발생을 촉진하게 된다.

그러므로 매일 먹는 식단에서 청량음료를 제거하는 것은 여러분이 스스로의 건강을 위해 할 수 있는 가장 유익한 것들 중 하나다. 캘리포니아 대학교 버클리 캠퍼스에서 수행된 연구에 의하면, 여기에는 스포츠 음료 혹은 '에너지 음료'도 포함되며 이것들을 날마다 한 캔씩만 마셔도 1년에 무려 약 5.9kg까지 체중을 증가시킬 수 있다고 한다.

보스턴 대학교 의과대학에서 수행된 또 다른 연구에서는, 다이어트용과 일반용을 가리지 않고 하루에 한 캔의 탄산음료를 마셨을 때 대사증후군이 발생할 위험이 46% 증가한다는 사실을 보여주었다. 대사증후군은 심장 질환과 당뇨 및 비만 발생에 중요한 역할을 한다.

연구 결과에 의하면, 다이어트용 및 일반 탄산음료를 마실 때 나타나는 다른 부작용으로 다음과 같은 것이 있다고 한다.

- 비만이 될 위험이 31% 증가한다.
- 허리둘레가 증가할 위험이 30% 증가한다.
- 혈중 중성 지방 수치 또는 혈당 수치가 증가할 위험이 25% 높아진다.
- 좋은 콜레스테롤 수치가 감소할 위험이 32% 증가한다.
- 고혈압 발병 위험이 증가한다.

제4장
3대 위험

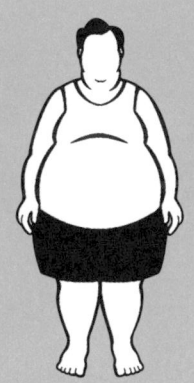

생활이 점점 더 편리해지면서 사람들의 체중도 증가하기 시작했다. 현대식 생활 편의 시설 덕분에 앉아서 지내는 시간이 늘어나는 대신 몸을 움직여 운동하는 시간은 점점 줄어들고 있다. 누가 봐도 당연한 사실이다. 그렇지 않은가?

하지만 유감스럽게도 우리가 생각하는 것보다 훨씬 더 미묘한 문제가 있다. '지방'이나 앉아서 지내는 생활 습관은 체중 증가에 직접 영향을 미치는 반면, 우리의 적(敵)은 단순한 게으름보다 더 복잡하고 영리하다.

실질적으로든 비유적으로든 현대의 편리함은 온갖 독소에 둘러싸여 있다. 독소는 어디에나 존재한다. 수돗물, 병에 든 생수나 음료수, 제품 포장재, 가공식품과 음료에 들어 있는 수백 가지의 화학 첨가물, 의약품, 저준위 방사선 그리고 심지어 장난감에 사용된 페인트까지 우리의 생활에 쓰이는 것들 가운데 독소가 없는 것은 거의 없다.

독소는 우리가 호흡하는 공기, 과일과 채소에 묻은 살충제, 육류에 들어 있는 고농도 항생제와 호르몬제, 그리고 생선을 먹을 때 섭취되는 화학 폐기물 등 다양한 경로를 통해 우리 몸의 혈류 속으로 침투한다.

독소에 전혀 노출되지 않는다는 것은 가능하지도 않고, 그럴 필요가 있는 것도 아니다. 건강한 몸은 적당한 양의 독성 물질을 처리할 수 있도록 설계되어 있다. 그러나 우리 대부분은 항상 독소에 노출되는 생활 방식을 택하거나, 혹은 그것을 알지도 못한 채 위험한 독소에 그대로 노출되어 있다. 게다가 인간의 몸은 우리가 지금 처한 상황처럼 그렇게 많은 양의 독소를 처리할 수 있도록 만들어지지 않았다.

세계 선진 각국은 독성 중독으로 고통을 겪고 있으며, 우리도 그로 인해 값비싼 대가를 치르고 있는 중이다. 그렇다면 독소에 노출된 생활 방식은 과체중과 어떤 연관성을 갖고 있는 것일까?

위험한 3인조

연구원들은 이를 위험한 3인조라고 부른다. 나는 그것들, 즉 독성과 암 그리고 비만 사이의 연결을 3대 위험이라고 부르는데, 이것들은 의학 연구에서 가장 날카로운 논쟁을 벌이고 있는 분야다.

비만의 근본 원인을 찾아가다 보면 살찌는 것과 연관성이 있다고 거의 생각하지 않는 장기, 즉 간까지 이를 때가 종종 있다. 간은 인간의 장기 중에서 피부 다음으로 두 번째 큰 장기이고, 500가지가 넘는 임무를 수행하면서 여러분의 목숨이 붙어 있도록 만든다.

자세한 내용을 논의하기 전에, 독성과 비만의 연관성부터 언급하겠다. 몸은 엄청 복잡하지만 놀랍도록 조화를 잘 이루고 있는 기계이며,

어느 한 부분에 불균형이 발생하면 그 부분과 연관성이 없는 것처럼 보이는 다른 장기나 조직에도 영향을 미친다.

독성 화학물질과 기타 유독 화합물들은 항상 체중 증가를 유발하지 않으면서도 장기와 기관에 영향을 미칠 수 있다. 따라서 많은 양의 독성 물질에 노출되어 있다는 이유만으로 모든 사람이 과체중이 되는 것은 아니다.

독소는 혈류 속에 들어갔을 때 이에 맞설 힘이 없는 약한 장기와 조직에 축적된다. 그 결과, 약한 장기는 더 약해지고 손상을 입으며 병이 들고 결국은 제 기능을 발휘하지 못하게 된다.

이것은 낭종, 인슐린 저항, 대사 장애, 폐병, 신장 질환, 담석증, 면역계 질환(면역 체계의 65%는 소화관에 있다), 만성 염증, 호르몬 불균형으로부터 암에 이르는 결과를 낳는다.

하지만 반대의 경우도 마찬가지다. 과체중이거나 비만인 사람은 필연적으로 몸이 과도한 독소를 처리하지 못하는 상태인 '독성 중독'으로 고통을 겪는다.

그렇다면 이런 상황이 진행되는 원리는 무엇일까? 지방 조직은 기본적으로 독소의 안전한 저장소로 사용된다. 이것은 여러분의 몸이 과도한 신진대사 노폐물과 기타 독소를 해롭지 않게 보관하는 방법이다. 독소들을 대사율이 낮은 지방세포에 저장함으로써, 독소가 혈류에 침투하여 다른 조직이나 장기에 침투하지 못하도록 하는 것이다.

비만인 사람이 많은 양의 독소를 품고 있으며 오염된 몸속 환경을 갖고 있다는 것은 의심할 수 없는 사실이다. 그것은 다른 장기와 기관을 폐색시키는 결과를 가져온다. 결국 몸 전체의 기능이 점점 약해지다가 제 기능을 상실하기 시작한다.

왜 어떤 사람들은 체중 감량이 그토록 어려운지 궁금하게 여겨본 적이 있는가? 그런 사람들은 초기에 약간의 살이 빠진 다음 도무지 살이 빠질 생각을 않는다!

이것은 독성이 과도하게 축적된 기관 혹은 병적으로 비만인 상태의 몸이 모든 장기들의 기능을 떨어뜨렸기 때문이다. 몸 안의 장기들이 정상적인 기능을 수행할 능력을 잃으면서 지방을 효과적으로 대사하고 처리할 능력도 함께 잃는 것이다.

이러한 사실은 과체중 상태의 사람들이 여러 가지 건강상의 문제와 질병들 때문에 고통을 겪고 있는 이유도 쉽게 이해가 간다. 외부에서 몸 안으로 유입된 화학물질뿐만 아니라 몸이 외부 오염원과의 반응에서 만들어낸 독소들이 마치 강물처럼 흘러 혈액과 조직 및 장기들을 순환한다.

이는 결국 과도하게 축적된 독소가 비만을 만들고, 과도하게 축적된 지방이 신진대사의 진행을 가로막아 체중이 더욱더 증가하는 악순환의 시동을 힘차게 건다.

특별한 목적을 위해 사용되는 한 가지 화학적 오염원은 워낙 악명이 높아 체중 증가의 측면에서 언급된다. 그것은 유기 염소라고 부르는 일단의 물질들로, 살충제나 농약을 만들 때 사용된다.

유기 염소가 들어 있는 살충제를 살포하여 재배한 식물을 섭취하거나 — 미국에서는 이미 오래전에 유기 염소 계열 살충제인 DDT의 사용을 금지했으나 다른 종류의 유기 염소 계열 살충제들은 아직도 널리 사용되고 있다 — 유기 염소가 포함된 사료를 먹고 자란 가축의 고기를 섭취할 때, 유기 염소가 우리 몸속으로 들어온다.

문제는 유기 염소가 분해하기 어려운 데다 지방에 쉽게 달라붙어 지방세포에 축적된 후 몇 년까지도 남아 있을 수 있다는 점이다. 만약 몸 안의 유기 염소 수치가 매우 높으면, 유기 염소의 독소를 안전하게 보관하기 위해 몸속에 지방을 축적할 가능성이 높다. 비만한 상태에 있는 몸에서 살을 빼는 게 어려운 것은 그리 놀랄 일이 아니다.

전통적인 살 빼기 방법은 섭취하는 칼로리를 줄이고 몸의 대사율을 증가시켜 체중을 감량하는 것이다. 이 방법은 급격한 다이어트에서 매우 완만한 속도의 다이어트까지 모두 사용된다. 또 지방을 빠르게 태우기 위해 혹독한 운동 프로그램을 병행하기도 한다.

하지만 거의 대부분의 사람들이 체중 감량을 위한 엄격한 운동 프로그램을 지속하지 않는 한, 힘들게 뺀 체중은 다시 불어난다. 이는 여러분이 체중을 불리려는 몸의 의도에 반하여 지속적으로 저항하는 것이기 때문에, 궁극적으로 몸을 탈진시켜 지치게 만든다!

이에 반하여 총체적 접근법에서는 우선 몸 안을 깨끗이 만들고 해독시킬 것을 권한다.(제10장 참조) 여러분은 이 과정을 통해 수년 동안 쌓인 독소를 제거하고 장기들이 원래의 정상적인 기능을 수행할 수 있도록 점진적으로 회복시킬 수 있다.

이런 결과가 나타나면, 몸도 정상적인 체중으로 자연스레 돌아온다.

간: 천연 필터

　모든 것이 시작되는 그곳, 바로 간으로 돌아가보자. 간은 여러분의 건강에 너무나도 핵심적인 역할을 하기 때문에 몸 안에서 스스로 재생할 수 있는 유일한 장기다. 어떤 사람들은 간이 손상을 입어도 20%가 기능을 수행하면 생명을 유지할 수 있다!

　여러 가지 기능들 중에서도, 여러분의 간은 지방을 분해하는 데 관여하는 주도적인 장기다. 간은 지방을 태우는 화학물질과 효소들을 생산하여 이러한 기능을 수행한다.

　간은 담즙을 생산함으로써 소화에서 핵심적인 역할을 한다. 간에서 하루에 1~1.5리터씩 생산되는 담즙은 쓸개에 보관되고, 소장으로 분비되었을 때 지방산을 분해하고 소화시킨다.

　그리고 담즙은 지용성 비타민 A, D, E, K를 소화시켜, 그것들이 소화관에서 흡수된 다음 혈류로 흘러들어갈 수 있게 해준다.

　간은 또한 대사된 음식물의 저장 시설이다. 간은 상당한 양의 탄수화물을 저장하고 몸에서 더 많은 에너지를 필요로 할 때 그것을 글리코겐으로 전환시킨다. 간에는 소량의 지방과 비타민도 저장된다.

　간은 몸의 천연 필터로서, 혈액이 이 복잡한 기관을 통해 흘러갈 때 평균적으로 1분에 2리터 정도의 혈액을 해독시킨다.

　간은 또한 암모니아, 신진대사 노폐물, 약물 그리고 알코올과 같은 해로운 화학물질을 분해하여 세포 잔해물, 유해 미생물 및 다른 신진대사 노폐물 등과 함께 소변이나 배설물을 통해 제거하는 기능을 수행한다.

뿐만 아니라 간은 사용을 마친 호르몬들을 몸에서 제거해야 할 때 해당 호르몬들을 분해하는 역할도 한다. 이러한 호르몬들 중 인슐린, 에스트로겐, 아드레날린과 같은 일부 호르몬은 몸의 여러 생화학적 프로세스에서 중요한 역할을 수행한다. 만약 제거되지 않고 지속적으로 순환한다면, '낡은 호르몬'이 몸에 해를 끼칠 수도 있다.

체중 감량이나 증가의 측면에서 보았을 때 간은 다음 세 가지 핵심적인 역할을 수행한다. 첫째, 간은 음식물을 저장했다가 필요할 때 에너지로 전환한다. 둘째, 간은 몸의 천연 필터로서 독소로부터 몸을 방어한다. 셋째, 간은 마치 용광로처럼 지방을 태우는 몸의 버너 역할을 한다.

놀랄 것도 없이, 과체중인 사람들은 대부분 손상된 간을 갖고 있다.

여러분이 식사하면서 섭취한 음식이 소장에서 소화되면, 소화관과 대장으로부터 나온 혈액이 간문맥이라는 혈관을 통해 간으로 흘러간다. 이 혈액에는 소화관에서 흡수된 모든 영양소와 독소가 포함되어 있다. 이들 영양소는 몸을 구성하는 모든 세포와 조직 및 장기에 영양을 공급하기 위해 필요한 것들이다.

그러나 이 영양소들이 순환 기관을 통해 몸의 여러 부분으로 가기 전에, 혈액은 간문맥을 통해 반드시 간을 통과하게 된다. 혈액이 모두 간으로 모여들게 되어 있는 것은 혈액을 걸러내고 독소를 해독시키기 위해서다.

간문맥 항진증은 간문맥이 딱딱해지고 통로가 좁아지는 증세를 말하며, 과도한 독소와 독성 물질에 의해 종종 발생한다. 이러한 증세가 나타나면 간이 혈액을 효과적으로 걸러내는 능력이 줄어드는 악순환이 일어난다.

독성 간과 간문맥 항진증은 방광, 대장, 신장 그리고 심지어 자궁, 난소 및 나팔관을 비롯한 많은 장기에 영향을 미친다.

소화 및 배출과 관련 있는 기관과 프로세스들은 간과 직접적인 연관을 맺고 있다. 섭취한 음식물이 소장에서 제대로 소화되지 않을 때, 그 음식물이 독소를 배출한다.

우리가 건강하지 못한 가공식품과 정제 식품 및 음료들을 먹거나 마시면 소화 기관에서 독소를 만들어낸다. 그리고 정제된 식용유를 사용하여 조리한 식품을 섭취했을 때도, 또 소장과 간에서 충분한 양의 소화 효소가 배출되지 못하여 영양분의 흡수가 제대로 이뤄지지 않을 때도 소화 기관에서 독소가 만들어진다.

반면에 대장은 고형 노폐물을 배설물 형태로 만들어 내보내는 역할을 하는데, 제대로 기능하지 못하면 소화되지 않은 음식물이나 노폐물이 배출되지 못하고 남아 있을 수도 있다.

이렇게 대장에서 썩어가는 노폐물은 소장에서 제대로 소화되지 않은 독소와 함께 간문맥을 통해 간으로 흘러들어가 간을 중독시킨다.

감당할 수 없을 정도로 독소가 밀려들어오면, 간은 이들 산성 독성 물질을 모두 중화시킬 수 없게 되고 중화되지 못한 독소는 간을 빠져나와 심장으로 들어간다. 바로 그 순간부터 이들 독소가 몸 전체를 순환하면서 관절, 근육, 신경, 분비선, 뇌 그리고 다른 필수 기관들 속에 독소가 축적된다.

반대로 간이 독소로 꽉 막혀 있거나 손상을 입고 딱딱해지면서 부어오르면, 혈액과 독소는 간문맥을 통과하여 간으로 들어가지 못하게 된다.

그러면 혈액이 다른 장기로 역류하고, 혈액이 역류하여 흘러가 장기가 부어오르고 팽창한다. 결과적으로 여러분 몸 안의 모든 분비선, 근육, 관절 및 기타 조직에 폐색이 발생한다.

간: 천연 용광로

천연 필터로서의 간이 맡은 역할과, 그리고 소화와 배출에서 간이 어떤 관련성을 갖고 있는지 알아보았으므로, 이제 지방 대사에서 간이 하는 역할에 대해 알아보자.

체중이 늘거나 줄어드는 것은 몸 안의 여러 장기 및 수면 주기, 호르몬 균형, 면역 체계 그리고 에너지 조절에 관여하는 시상하부 등의 다양한 프로세스들과 연관성을 갖고 있다.

하지만 단일 장기나 기관으로서 간만큼 지방 조절 기능에 중요한 역할을 수행하는 기관은 어디에도 없을 것이다. 그렇다면 간은 어떤 식으로 지방을 태우고 대사시키는 것일까?

간은 지방에 작동하는 호르몬과 천연 화학물질 및 효소들이 관련된 일련의 복잡한 생화학적 반응들을 이용해 지방 대사를 조절한다.

'지방'에는 우리가 식품 형태로 섭취하는 지방산뿐만 아니라, 지방 조직에 저장했다가 몸의 에너지가 떨어졌을 때 대사되는 지방까지 포함된다.

피부 아래쪽 및 몸의 다른 부분에 저장되어 있는 지방은 우리가 운동할 때도 태워진다. 고조된 에너지가 지방을 산화시키지만, 이들 지방세포를 분해하기 위해서는 간에서 분비되는 특별한 호르몬과 효소들도 필요하다. 갑상선 역시 이 프로세스의 진행에 관여한다.

간의 여러 프로세스 중 한 가지 혹은 몇 가지가 제대로 기능하지 못하면 간과 소화관 및 몸의 여러 부분에 지방이 축적된다.

여러분이 충분한 양의 천연 식이섬유를 섭취하면, 여분의 지방과 독소는 대장을 통해 배출된다. 그러나 소화관과 간 사이를 재순환하는 체액에 지방이 많으면, 항상 체중이 증가하는 결과를 이끌어낸다.

만약 간이 독소 때문에 제 기능을 발휘하지 못하게 되면, 지방 입자는 간에 흡수되지 못하고 혈액 속에 남아 순환을 계속한다. 이 입자들은 혈액에 축적되었다가 지방의 형태로 혈관 벽에 저장되거나, 팔뚝이나 허벅지 혹은 허리의 여러 부분에 저장된다.

따라서 체중이 증가하고 있음을 알려주는 첫 번째 신호 중 하나가 늘어나는 허리둘레 혹은 '뱃살'이라는 사실이 놀랄 만한 일인가?

또한 제 기능을 발휘하지 못하는 간은 혈관 벽에서 저밀도 리포 단백질(LDL)을 중화시키는 데 필요한 충분한 양의 고밀도 리포 단백질(HDL)을 생산하지 못한다.

때문에 겉으로 쉽게 드러나지 않는다 해도, 제 기능을 발휘하지 못하는 간은 심혈관계 질환, 심장 질환, 고혈압, 죽상동맥경화증의 발병에 기여하고 여러분을 뚱뚱하게 만든다!

간의 상태가 더 악화된 경우는 '지방간' 혹은 비알코올성 간 질환이라고 불린다. 이것은 간세포에 과도한 양의 독소와 지방이 축적되어 간의 여러 기능들 중 지방을 연소시키고 독소를 제거하는 능력이 약화된 상태를 의미한다.

그렇게 되면 간은 지방을 태워버리는 용광로가 아니라 오히려 지방을 축적시키는 장소로 바뀐다. 지방간은 건강한 간보다 크고 기름기가 많으며 똥배가 나오게 만든다. 미국인의 약 20%가 지방간을 갖고 있으며, 과체중이거나 비만인 상태의 사람들이 지방간을 갖고 있을 가능성은 훨씬 더 높다.

또 30세 이상의 사람들에게서 지방간이 발견될 가능성이 더 높지만, 청소년을 포함한 젊은이들에게서도 지방간이 점점 늘고 있다는 신호가 많이 발견되고 있다.

지방간을 만드는 데 기여하는 주요인 중 하나는 화학 첨가물 및 액상과당 형태의 정제 설탕 그리고 정제된 탄수화물이 많이 들어 있는 가공식품을 섭취하는 것이다.

많은 양의 정제 설탕은 간에 지방이 축적되는 데 직접 영향을 미치고 몸을 구성하는 세포의 미토콘드리아에 손상을 입힌다. 미토콘드리아는 몸의 모든 세포에 들어 있는 세포 내 소기관으로, 세포가 사용하는 대부분의 화학적 에너지를 생산하기 때문에 세포의 '발전소' 역할을 하는 기관이라고 할 수 있다.

미토콘드리아가 손상을 입으면 세포의 에너지가 급감하고, 그로 인해 대사율이 떨어진다. 대사율이 낮아진다는 것은 자연스럽게 체중이 증가하고 에너지가 떨어지는 것을 의미한다.

암: 중독된 세포

소위 질병이라고 불리는 다른 증상들과 마찬가지로, 암은 하룻밤 사이에 생겨나는 것이 절대 아니다. 암은 여러 가지 독성에 중독되어 나타나는 결과물이며, 근본적인 원인은 에너지를 고갈시키는 한 가지 이상의 환경이다.

자극제, 정서적 외상, 우울한 감정, 불규칙한 생활 습관, 탈수증, 영양 결핍, 과식, 만성 스트레스, 수면 부족 그리고 중금속의 축적은 신진대사 노폐물과 독소 그리고 날마다 300억 개씩 생겨나는 죽은 세포의 잔해물을 제거하려는 몸의 노력을 좌절시킨다.

이들 독소가 몸의 어느 부분에서든 축적되면 자극, 부어오름, 경화, 염증, 궤양 그리고 심지어 세포의 비정상적인 성장과 같은 여러 가지 점진적인 치유 반응을 이끌어낸다.

다른 질병들과 마찬가지로 암은 독성 중독의 결과물이며, 신진대사 노폐물과 독소 및 부패하고 있는 죽은 세포를 효과적으로 제거할 수 없어 생기는 독성 물질과 산성 화합물을 스스로의 힘으로 제거하려는 몸의 마지막 시도라고 할 수 있다.

놀랍게 들리겠지만, 암은 몸이 스스로를 구하려는 최후의 방어 수단이다. 암은 자기 보호를 위한 수단일 뿐이다.

그리고 여기에 비만과 독성 중독이 어떻게 암과 연결되는지에 대한 답이 있다. 다른 질병들은 논외로 하더라도, 비만인 사람이 그렇지 않은 사람보다 암에 걸릴 위험이 더 높은 게 단지 우연의 일치일까?

이것은 오랜 기간 공들인 연구의 결과로 나온, 반론의 여지가 없는 사실이다. 또한 비만이 몸의 외부 및 내부에서 나온 독소가 과도하게 축적된 결과로 생기는 두 가지 주요 질병인 심장 질환 및 당뇨와 밀접한 연관이 있고, 그것들이 종종 정서적 외상이나 갈등으로 촉발된다는 것은 절대 우연의 일치가 아니다.

세포는 스스로의 생존을 보장할 필요가 있을 때 방어 모드가 작동되고 악성 세포로 변한다. 그리고 더 이상 스스로를 방어할 필요가 없어질 때 병의 자연스러운 소멸이 일어난다. 따라서 세포에 닥친 위기 상황이 해결되고 몸이 더 이상 위기감을 느끼지 않게 되었을 때, 스스로의 치유와 회복이 시작된다. 치유와 회복이 진행되는 동안, 최종적으로 '감염성' 세균과 균류에 의해 분해되기 전의 종양은 격앙되고 크기가 커진 상태가 된다. 연구 결과에 의하면, 모든 질병의 자발적인 소멸 과정은 감염 및 발열을 동반한다. 만약 방사선 치료, 항암 화학요법, 외과적 수술, 소염진통제 혹은 항생제 등의 사용으로 자발적인 치유 프로세스가 막히면, 질병의 자연스러운 소멸 대신 2차 종양이 발생하는 상황이 생길 수도 있다.

종양이 뇌, 위, 가슴 혹은 난소 등 발생한 위치가 어디든, 올바른 접근법을 사용하면 달걀만큼 큰 종양도 자연스럽게 크기가 줄어들면서 사라질 수 있다. 나는 실시간 초음파 화면에서 오렌지만 한 방광 종양이 단 15초 만에 스스로 붕괴되어 산산조각 나는 것을 목격한 적도 있다. 언제나 그렇듯, 종양 파편은 소변과 함께 배출되었다. 이것은 절대로 기적이 아니라, 매우 정상적이고 자연스럽게 몸이 항상성을 회복하는 방법이다. 치유 프로세스는 독성 중독이 해소되었을 때 시작된다. 겉으로 나타나는 질병의 증상은 몸이 능동적으로 스스로를 치유하고 회복시키고 있음을 알려주는 신호일 뿐이다. 이렇게 치유되는 동안 불편함을 느끼는 것은 스스로를 치유하는 과정에 몸이 깊숙이 개입하고 있음을 보여준다.

우리가 몸의 에너지를 고갈시키는 행동을 멈추고 혈액, 쓸개관, 림프관 및 세포 조직에 남아 있는 독소를 제거한다면 독성 중독은 해소될 것이다. 쓸데없는 프로그램으로 몸이 심각하게 손상되지만 않았으면 큰 불편함을 겪지 않고 완벽하게 몸을 치료하는 것이 가능하다.

그에 반해 의학적 개입은 증상을 억누르고 몸을 쇠약하게 만드는 효과 때문에 자연스러운 소멸 가능성을 거의 제로에 가깝게 만든다. 살인 협박이나 마찬가지로 치부되는 암 발병 진단은 인간이 경험할 수 있는 가장 힘든 사건 중 하나다. 암 진단은 일련의 강한 스트레스 반응을 일으켜 몸의 가장 중요한 기능인 소화, 수면, 신진대사 그리고 노폐물의 배출과 같은 기능들을 생물학적으로 억누르거나 정지시킨다. 따라서 오랫동안 계속되는 스트레스 때문에 세포는 영양 공급을 받지 못하고 림프액과 혈액의 흐름이 저조해지며 몸은 체중이 감소하고 체력이 떨어진다. 암 진단에 뒤따르는 치료는 죽음에 대한 공포를 더욱 확대시키는데, 특히 그것이 환자에게 남아 있는 마지막 힘까지 고갈시킬 경우에는 죽음에 대한 공포가 최대치에 이른다.

이 모든 것들은 앞에서도 언급했듯이, 몸의 자연스러운 치유와 회복을 방해할 뿐이다. 만약 환자가 죽음을 맞는다면, 의사는 그에 대한 책임을 암 탓으로 돌리지만, 사실 몸의 필수적인 기능들이 심각할 정도로 약해지게 만드는 데 책임 있는 것은 암 진단과 그에 따르는 치료 행위들이다. 암은 몸의 자연스러운 치유 반응의 일부분이지, 생명을 앗아갈 목적을 가진 질병이 아니다. 종양 덩어리가 일시적으로 건강을 위협하는 것처럼 보여도, 실제로 몸에 어떤 해를 끼치는 일은 거의 없다.

건강한 사람의 몸에서 매일 교체되는 300억 개의 세포들 중에 최소한 1%는 암세포다. 이것이 우리 모두 암이라는 질병에 걸릴 운명이라는 것을 의미할까? 절대로 그렇지 않다.

이처럼 매일 만들어지는 암세포는 '계획된 돌연변이'의 산물로, 면역 체계가 경계를 게을리하지 않고 깨어 있도록 유지해준다. 그렇다면 암은 왜 사람마다 다른 조직과 장기에서 자신을 드러내는 것일까? 독성 중독이라는 같은 문제를 갖고 있는 사람들 중에 왜 어떤 사람들은 심혈관계 질환이 발병하고 또 누군가는 체중이 증가하고 혹은 암에 걸리는 것일까?

그에 대한 해답은 몸 안에서 일어나는 정신적 · 육체적 · 생화학적 프로세스들 사이의 복잡하고 역동적인 상호 관계와 그것들이 우리 각자의 몸에서 존재하는 고유의 방식에서 찾을 수 있다.

질병은 독성에 가장 취약한 까닭에 쇠약해진 장기에서 자신을 드러낸다. 그리고 모든 장기는 이에 대해 각자 다르게 반응한다. 때문에 다양한 형태의 질병은 각자의 서로 다른 개성을 드러내지만, 그 모든 질병들은 독성 중독의 발현이며 특히 사회적·감정적 갈등이 또 다른 원인으로 자리한다.

암세포는 세포들을 둘러싼 체액이 점진적으로 폐색되어 오랜 시간 산소와 영양 공급을 받지 못한 세포들이다. 몸은 이러한 영향을 받은 기관의 감소된 생물학적 능력을 보상하기 위해 여분의 세포를 만들기 시작한다. 독소에 중독된 상황을 벗어났을 때 몸이 그러한 세포들을 쉽게 찾아 파괴할 수 있도록, 이때 만들어진 새로운 세포들에게는 특별한 표식이 붙는다. 심지어 몸은 독소에 중독되어 있는 동안 이렇게 중요한 세포들을 지원하기 위해 새로운 혈관을 만들기도 한다. 악성 종양은 독성 중독이 정점에 이르렀을 때 생겨나 치유를 시작한다.

치유되는 동안 몸을 지탱하기 위한 여분의 세포가 더 이상 필요 없어지면, 종양의 크기가 커지고 악화되면서 통증을 유발한다. 종양 성장의 마지막 단계가 되면 진통제나 항생제로 방해하지 않는 한 특별한 임무를 띤 파괴적인 세균과 균류가 해체 작업을 시작해 종양을 파괴한다. 이것이 모든 암의 자연스러운 진행과 종말의 과정이다.

비만과 암 사이에는 또 다른 연관성이 있다. 의학계에선 대부분 이를 무시하는데, 바로 인간의 감정적인 측면이다. 예를 들어 끊임없는 갈등 혹은 죄책감이나 부끄러움은 몸의 가장 기본적인 기능을 손쉽게 무기력하게 만들고, 악성 종양의 성장이라는 결과를 초래한다. 나는 여기서 암세포가 특별한 임무를 가진 비상 세포로서 스트레스가 심하고 심신이 지쳐 있을 때 우리를 도와주는 세포라는 사실을 다시 한 번 강조하고 싶다. 우리가 안정을 되찾고 몸과 마음이 평안해지면, 이들 구조대가 머물고 있는 장소에 몸은 특별한 면역세포와 체액 그리고 미생물들을 보낸다. 치유 프로세스가 일어나는 중에 만들어지기 시작한 이들 종양은 더 이상 필요 없어진 응급 세포들을 제거하기 위해 몸이 자연스럽게 사용하는 방법이다.

암은 마음 깊은 곳의 강한 정서적 불안과 밖으로 표출되지 않는 뿌리 깊은 불만이 없다면 생겨날 수 없는 것이다. 암 환자는 일반적으로 자존감이 부족하거나 스스로를 하찮게 느끼고, 그들의 삶에서 '끝내지 못한 일'이나 '해결되지 않은 갈등'을 갖고 있는 경우가 많다. 또 아기가 달을 다 채우지 못하고 태어나거나, 혹은 모유 수유를 제대로 받지 못하고 어머니와 함께 보내야 할 그들 인생의 처음 몇 달 동안 헤어짐의 아픔을 겪거나, 또는 독소가 가득한 예방접종을 많이 받은 아이들은 그에 대한 대응 기제로서 암이 발병할 가능성이 매우 높다. 암세포는 독소가 가득한 환경에서 우리가 생존할 수 있도록 도와주는 세포들이다. 다시 말해 암은 비만과 마찬가지로 화학적 공격에 대한 방어 체계이면서 정서적인 독소에 대응하는 매우 자연스러운 반응이다.

삶에서 싸움을 벌여야 할 것들을 없애는 일은 몸의 DNA를 재설계하고, 결국 전멸에 이르게 되어 있는 전쟁의 방향을 바꿔 건강한 재생의 길로 옮겨가게 해준다. 암에 대한 공포는 우리 사회의 뿌리 깊은 집단 신념에서 비롯된다. 또한 현대 의학의 파멸적인 접근법에 의해 더욱 상태가 악화된다. 비만, 암 그리고 다른 형태의 모든 '질병'은 우리가 두려워해야 할 대상이 아니다. 제대로 아는 것이 힘이다. 몸은 절대 실수하지 않는다는 사실을 알면 질병에 대한 두려움을 없앨 수 있다. 몸이 스스로를 치유하는 프로세스(질병으로 오해받고 있는 증상의 진행)를 방해하지 않는 것이야말로 여러분이 스스로를 위해 할 수 있는 최선의 방책이다. 비만이 여러분의 생명을 지키기 위해 작동하는 보호 메커니즘이라는 사실을 인식하면, 여러분이 자신의 자녀를 돌보는 것처럼 스스로를 돌볼 수 있는 충분한 동기부여가 될 것이다.

독소주입

제노에스트로겐 높은 수준의 독소, 비만과 암의 증가 추세는 모두 현대적인 생활 방식이 만들어낸 질병으로, 지난 40여 년 동안 건강과 관련하여 최대 관심사가 되어왔다.

여러분이 만약 비만과 암 사이의 물리적인 연관성을 찾고 있다면, 바로 여기에 답이 있다. 현대 의학은 비만인 사람의 지방 조직과 악성 종양이 일반적으로 높은 수준의 독소와 독성 물질을 저장하고 있다는 사실을 발견했다.

이러한 독성 물질 중 하나가 제노에스트로겐이라 불리는 합성 화학 물질인데, 여성호르몬인 에스트로겐과 유사해 그런 이름이 붙었다.

제노에스트로겐은 플라스틱이나 살충제와 같이 각종 산업과 농업에서 쓰이는 많은 화학물질 속에 들어 있고, 여러분이 살고 있는 지역과 사용하는 제품의 종류에 따라 환경을 '에스트로겐화'하는 경향이 있다.

플라스틱 물병이나 요구르트 병을 예로 들어보자. 폴리카보네이트로 만든 이 플라스틱에 들어 있는 화학물질 중에는 발암성 물질로 알려진 비스페놀 A와 프탈레이트가 있다. 이 화학물질들은 특히 남성의 전립선을 주요 타깃으로 삼는다.

여기서 비스페놀 A와 프탈레이트를 비만이나 암과 연관시키는 것은 그리 어려운 일이 아니다. 전립선암은 남성들에게 가장 흔한 암이다. 또 비만인 남성은 전립선암이 발병할 가능성이 두 배 이상 높다. 둘 사이의 연관성을 짐작하겠는가?

과체중 남성에게는 좀 더 공격적인 형태의 전립선암이 발병하고, 재발할 가능성이나 다른 곳으로 전이될 가능성도 더 높다.

연구 결과는 남성의 적은 정자 수가 그들의 어머니를 통해 제노에스트로겐에 과다하게 노출되는 것과 연관성이 있음을 입증했다.

하지만 여성들이라고 해서 예외는 아니다. 이러한 발암성 화학물질은 여성들도 위험에 빠뜨리는데 여성의 생식기계에 피해를 입히고 유방암의 발병 가능성을 높인다.

제노에스트로겐의 종류가 얼마나 다양하고 많은 제품에 사용되는지 알고 싶다면 다음 리스트를 읽어보면 된다.

4-MBC(자외선 차단 로션), BHA(식품 방부제), 비스페놀 A(폴리카르보네이트 플라스틱, 에폭시 수지의 원료가 되는 단위체), DDE(DDT의 분해 산물), 디엘드린(살충제), DDT(살충제), 엔도설판(살충제), 에리트로신(식용적색 제3호), 헵타클로르(살충제), 린덴(살충제), 메탈로에스트로겐(제노에스트로겐의 일종), 메톡시클로르(살충제), 노닐페놀류(산업용 계면활성제, 유화제, 실험실용 세제, 살충제), 펜타클로로페놀(살충제, 목재 방부제), 폴리염화비페닐(절연유, 윤활제, 접착제, 페인트), 파라벤(로션), 프탈레이트(플라스틱 가소제), DEHP(PVC용 가소제)

우리의 일상생활에서 이것이 의미하는 바는 무엇일까? 이러한 독성 물질과 발암성 화학물질이 아마도 여러분이 상상하는 것보다 더 많은 곳에 숨어 있다는 것을 의미한다.

제노에스트로겐은 현재 미국에서 사용이 금지된 강력한 살충제인 DDT의 원료다. 그러나 이 살충제가 사용되는 국가에서 수입된 채소는 심각한 독성 위험의 문제를 제기한다.

DDT는 몸에서 대사 과정을 거치며 DDE라고 불리는 물질로 바뀌는데, 이 물질은 제노에스트로겐의 성질을 지닌 채 몇 년 동안 몸속에 남아 있다.

제노에스트로겐은 물을 담는 플라스틱 용기, 세제, 피임용 살정제(殺精劑), 개인 위생용품 그리고 식품을 담는 플라스틱 용기에서도 발견된다.

때로는 이들 화학물질이 여러분이 생각하는 것보다 훨씬 더 가까이 우리 곁에 존재한다. 다트머스 대학교의 연구원들이 식품 포장용 랩에서 이런 화학물질을 발견한 것으로 보고되고 있다. 다른 연구원들은 식품용 금속 캔의 코팅 재료, 식품용기, 냉장고 선반, 유리병, 전자레인지용 그릇 그리고 조리 도구 등에서도 이런 화학물질을 발견했다.

생물학자들은 오물과 독소로 오염된 물에서 자란 물고기가 수컷과 암컷의 성질을 모두 갖고 있는 것을 발견했다. 이렇게 성별의 구분이 모호해진 물고기는 제노에스트로겐 검사에서 높은 양성 반응을 보인다.

더 나쁜 소식이 있다. 일부 국가의 농장에서는 적은 비용으로 고기의 수분 보유량을 늘리고 가축을 더 빠른 속도로 '살찌우는' 제노에스트로겐이 사용되고 있다. 농장주들은 막대한 이윤을 챙기겠지만 소비자들은 상당한 건강상의 위험에 노출되고 있다.

화장품과 미용 제품은 발암성 물질이 다량 함유된 또 다른 상품들이다. 유선 종양에서는 겨드랑이 냄새 제거제(데오드란트), 발한 억제제, 스킨로션, 젤, 샴푸 등에 쓰이는 제노에스트로겐의 일종인 파라벤 성분이 많이 검출된다.

또 다른 놀라운 발견도 있다. 대중적으로 많이 사용하는 자외선 차단 로션에는 자궁내막증과 연관성이 있는 것으로 알려진 제노에스트로겐이 함유되어 있다. 미국 여성의 5~10%에서 불임을 유발하는 자궁내막증이 발병한다. 다른 제품들로 인해 제노에스트로겐에 노출되는 것까지 포함하여 이와 같은 사실들을 종합해서 판단했을 때, 이러한 제품들과 자궁내막증의 연관성을 추론하는 것은 그리 어려운 일이 아니다.

비만과 암의 상호 연관성을 좀 더 깊이 살펴본 연구원들은 다음과 같은 사실을 발견했다. 강력한 해독 작용을 하는 장기인 간은 다음번 생리 주기가 시작되기 전에 배란기 마지막 단계가 진행되는 동안 몸에서 두 가지 에스트로겐 화합물을 대사하고 제거한다. 바로 에스트라디올과 에스트론이다.

비만 여성의 경우가 그렇듯, 만약 간이 독소와 다른 노폐물에 의해 이미 폐색되어 있다면, 이 장기는 혈류에서 사용이 끝난 이 두 가지 호르몬을 제거하지 못하게 된다. 때문에 혈액에서 두 호르몬의 높은 농도가 그대로 유지된다.

그러나 사용이 끝난 형태의 두 호르몬은 몸의 조직에 독소로 작용하고 여성들이 월경 전 증후군이라 부르는 증상, 즉 유방 압통, 월경통, 신경과민 등의 원인이 된다.

에스트론 에스트론 수치가 높은 여성의 경우 유방암을 포함한 생식 조직 내 암의 발병 위험을 증가시킨다는 사실이 연구 결과에 의해 밝혀졌다. 비만 여성 또한 높은 에스트론 수치를 보이고 월경 전 증후군이 나타날 위험이 매우 높다. 이것은 비만과 암의 연관성을 더욱 확고하게 만든다.

산화 스트레스 미국 암연구협회의 2009년 11월 보고서에 의하면, 매년 10만 명 이상의 미국인이 비만 때문에 암이 발병한다. 연구 결과는 체지방 과다가 다음과 같이 여러 종류의 암과 직접적인 상호 연관성을 갖고 있다고 주장한다.

- 자궁내막암: 49%
- 식도암: 35%
- 췌장암: 28%
- 신장암: 24%
- 방광암: 21%
- 유방암: 17%
- 대장암: 9%

또 연구 결과는 체지방 과다가 암의 성장을 촉진하는 특정 호르몬과 성 스테로이드의 분비를 자극한다고 지적한다.

다른 많은 연구에서도 비만과 암의 강한 상호 연관성이 발견된 바 있다. 이 연구에서는 이전의 발견들과 연결지어, 암의 발병이 두 가지 요인과 관련 있는 것으로 결론지었다. 하나는 앞에서도 설명한 독성에 의한 중독이고, 다른 하나는 산화 스트레스(oxidation stress)라는 것이다.

우리는 이미 앞에서 독성 중독에 관한 한 지방 조직이, 혈류 속으로 들어갔을 때 큰 혼란을 촉발시키는 강한 독성 물질과 해로운 화학물질들의 안전한 보관처라는 사실을 알아냈었다.

독성 물질은 본래 산성 노폐물이다. 몸이 너무 많은 독성 물질에 압도당하면, 혈액을 산성으로 만들어 산과 염기의 섬세한 균형을 한계까지 몰아붙인다.

산과 염기의 균형을 더 이상 유지할 수 없을 정도가 되면, 몸은 스스로를 방어하기 위해 새로운 수단을 강구해야 한다. 우리 몸을 이루는 세포의 DNA는 스스로 만들어낸 노폐물에 의해 질식당하는 대신 돌연변이를 일으키고 종종 엉뚱한 행동을 한다. 얄궂게도 그들은 생존을 위한 치열한 몸부림 속에 손상을 입고 병을 얻거나 돌연변이를 일으킨다. 손상을 입은 DNA를 가진 세포는 암세포로 바뀌는 성향이 있다.

시간이 지나면서 잘못된 식품 선택과 건강하지 못한 식습관이 산성의 독성 노폐물을 중화시키고 제거하는 몸의 능력을 심각하게 손상시킨다. 이것이 아마도 비만인 사람이 암에 더 쉽게 걸리는 이유가 될 것이다.

비만과 암을 연결하는 두 번째 원인이 되는 것은 산화 스트레스 현상이다. 체지방 과다는 몸의 산화 스트레스를 증가시키는데, 이것은 몸의 면역 체계를 약화시키고 독성 중독과 마찬가지로 DNA를 손상시킨다. 산화 스트레스가 증가하면 암세포의 생성과 재생에 유리한 환경이 만들어진다.

산화 스트레스는 활성 산소(자유 라디칼, 유해 산소)가 유발한 세포의 손상에서 시작된다. 자유 라디칼(free radical)은 원래 매우 불안정하고 음의 전기를 띤 원자나 분자를 말하는 것으로 세포의 대사 과정에서 만들어진다.

여러분의 몸은 본래 효소와 항산화 물질의 도움을 받아 이렇게 잠재적으로 손상을 입힐 가능성이 있는 원자나 분자들을 정상적으로 중화시키는 메커니즘을 갖고 있다. 그러나 여러분의 몸을 구성하는 세포들이 너무 많은 활성 산소를 만들면, 이러한 원자나 분자들이 스스로 건강한 세포에 달라붙어 세포 속의 단백질, 지질, 세포막 및 DNA를 손상시키는 산화 손상을 일으킨다.

산화 손상은 노화 과정은 물론 알츠하이머병이나 암 같은 질병들과도 연관이 있다. 환경적 요인을 비롯하여 공해, 햇볕에 너무 많이 노출되거나, 흡연 등과 같은 생활 습관 역시 활성 산소의 생성을 유발한다.

비타민 D와 암 비타민 D와 암에 관한 주목받는 새로운 연구들에서, UC샌디에이고 대학교 의과대학 산하 무어 암센터의 연구원들은 유방암과 대장암으로 사망한 사람의 75%가 충분한 양의 비타민 D_3와 칼슘을 섭취했다면 죽음을 피할 수 있었을 것이라고 예측했다.

이것은 복잡한 병리학적 진행 프로세스에 대해 너무 단순한 해결책처럼 보이겠지만(비타민 D_3와 암의 연관성을 지지하는 연구들이 점점 늘어나고 있다는 사실은 말할 것도 없겠지만), 여러분이 그 타당성을 살펴본다면 그들의 주장이 옳다는 것을 알게 될 것이다.

이 연구의 핵심은 세포 결합에서 차지하는 비타민 D_3와 칼슘의 중추적 역할이다. 이 둘은 현미경으로 봐야만 할 정도로 작지만 세포들을 결합시키고 서로 떨어지지 않게 만드는 매우 복잡한 구조에 꼭 필요한 영양소들이다.

세포 결합은 조직을 결합시키고 응집시키기 위해 건축 공사장의 비계(飛階, 높은 곳에서 일할 때 설치하는 가설물)와 유사한 형태의 골격을 형성한다. 이 골격이 약해지면 세포가 따로따로 분리되기 시작한다.

세포들이 일사불란하게 행동할 때, 세포 각각의 개별적인 특성이 표출되는 것은 억제되고 장기는 건강한 상태를 유지한다. 그러나 세포 결합에 칼슘이나 비타민 D_3가 부족하면 각각의 세포가 자신만의 특이한 성격을 표출할 자유가 허락된다.

이러한 세포들 중 극히 적은 수의 세포가 손상된 DNA를 갖고 있다 해도, 그 세포들은 매우 빠른 속도로 자신을 복제하는 경향이 있으며, 나중에 다른 부분으로 퍼져나갈 수도 있는 악성 종양을 만들어내기도 한다.

연구원들은 세포들 사이의 결합과 응집이 강할수록 암세포 변이에 대한 저항성이 강해진다는 사실을 발견했다. 그들은 이렇게 세포가 독립적으로 변이를 일으키는 과정을 세포의 '연합 해제'라고 이름 붙였다.

만일 손상된 DNA를 가진 조직 내에서 그런 일이 벌어진다면, 그다음으로 진행될 단계는 악성 종양의 생성과 성장이다. 하지만 연구원들은 충분한 양의 비타민 D_3와 칼슘이 있으면 세포의 '연합 해제'를 방지할 수 있다고 믿고 있다.

위험한 믿음

두려움, 분노, 억울함, 해결하지 못한 갈등, 질투심, 비관주의 등의 부정적인 태도와 감정에 사로잡힌 사람은 정서적인 독소를 갖고 산다고 할 수 있다.

자기감정에 휩싸이기 쉬운 우리가 그 같은 감정들을 항상 의식적으로 경험할 때, 우리는 그러한 감정들을 억누르거나, 참아내거나 혹은 잠재의식 속에 담아두려는 경향이 있다.

또 이러한 느낌이나 태도들이 의식할 정도로 존재하지 않는다 해도, 부정적인 감정의 에너지는 우리 몸의 에너지장에 남아 몸의 생화학적 조성과 건강 상태를 지속적으로 변화시킨다.

정서적으로 독소에 중독된 상태는 언제나 배설에 관련된 장기들을 공격하는데, 우리 몸에서 화학적 독성 물질과 노폐물들을 제거하는 것이 간, 신장, 피부, 폐, 대장과 같은 장기들이기 때문이다.

답답한 감정과 해결되지 않은 갈등은 에너지, 즉 생명력의 흐름을 가로막고 이러한 장기들의 에너지 흐름을 가로막는다. 이들 장기가 제 기능을 수행하지 못하면 물리적인 독소가 몸에 쌓이고 기관들을 폐색시키면서 더욱 심한 독성 중독을 일으킨다. 그때부터는 정서적인 독소와 물리적인 독소가 동시에 작동하여, 독성 중독과 체중 증가의 악순환을 만들어낸다.

여러분이 만약 심호흡을 한 번 하고 이번 장에서 읽은 모든 좋지 못한 것들을 반전시킨다면, 체중 증가에 대한 해결책이 명확해진다. 간

단명료하게 표현하면, 체중의 증가는 패배자가 된다는 것을 의미한다는 것이다(독소의 해독에 관해서는 다음 장에서 논의할 것이다).

식이 조절이든 운동이든, 전통적인 체중 감량 방법은 여러분의 몸을 한계까지 몰아붙인다. 그들은 여러분이 의지를 갖고 노력해야 하며 마지막 한 방울의 에너지까지 짜내어 힘든 전투에서 '승리'해야 한다고 주장한다.

자연스러운 방법으로 체중을 감량하려면 천천히 몸 안의 독소를 빼내고 해독시켜야 한다. 그것은 여러분의 몸과 마음을 원래 상태로 회복시키고 최적의 기능을 회복시키는 과정이다.

그것이 여러분의 몸과 마음을 극도로 불편한 상태로 몰아붙이기보다는, 여러분의 몸과 마음이 마땅히 따라야 할 방법이고 평형과 균형을 찾는 합당한 방법이기 때문이다. 어쨌든 체중이 많이 나간다고 해서 여러분의 몸을 탓할 이유가 있겠는가?

제5장
생물학적 전투

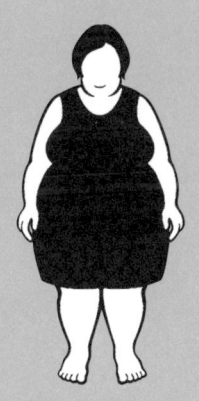

물리적으로 보았을 때, 인간의 몸은 우리가 먹는 음식에서 에너지를 얻고 복잡한 생화학적 반응을 통해 상호작용을 하며 서로 소통하는 세포들의 집합체다.

일시적이든 영구적이든, 우리 몸의 자연스러운 생화학적 상태에 변화가 생기면 어떤 일이 벌어질까? 이러한 생화학적 상태의 변화에 책임 있는 것은 무엇인가? 그리고 그것은 체중 감소 혹은 체중 증가와 어떻게 연결되어 있는가?

나는 이번 장에서 특히 의약품, 양호한 건강 상태를 유지하기 위해 여러분의 몸이 필요로 하는 섬세하지만 생기 넘치는 몸의 내분비 균형 그리고 신진대사의 장애가 어떻게 체중을 증가시키는가에 초점을 맞춰 이 질문들에 대한 해답을 찾아볼 것이다.

약은 치료제인가 질병의 원인인가?

제약회사에서 만든 약은 여러 가지 질병의 증상을 다스릴 목적으로 만들어졌다. 이것들은 보통 효과가 강력하고 질병의 증상을 빠르게 제거하는 경향이 있고, 병의 상태가 심각할 때는 불편함과 고통을 완화시킨다. 그런 약에 중독성이 있다는 게 놀랄 만한 일은 아니다!

대부분의 사람들이 증상을 치료하는 약들을 무심코 선택하는 데에는 또 다른 이유가 있다. 수십억 달러의 시장을 형성하고 있는 제약산업과 의도적으로 혹은 자신도 모르게 그들을 홍보하는 의사들 사이에 존재하는 무언의 약속, 그리고 제약 산업의 독점적 권리를 홍보하는 대중매체의 존재가 바로 그것이다.

결과적으로 우리는 힘없고 정보가 부족한 대중들에게 이러한 화학물질을 투여하느라 몰두하고 있는 제약회사에 의해 수행되는 소위 실험의 결과는 말할 것도 없고, 의약품이 우리 몸에 미치는 엄청난 영향을 무시하는 경향이 있다.

영리한 대중매체와 광고가 특정 제약회사가 특별한 '치료제'를 발견했을지도 모른다고 믿도록 우리를 세뇌시키기 때문에, 우리는 종종 특정한 약이 달갑지 않은 효과를 내거나 심지어 위험한 부작용이 생길 수도 있다는 사실을 잘 알지 못한다.

제3장과 제4장에서 체중이 증가할 때 간의 역할에 대해 알아봤던 것을 기억하는가? 해로운 물질들을 해독하는 능력이 제대로 발휘되지 못할 때, 생명 유지에 필수적인 이 장기는 지방과 다른 영양소들을 더 이상 효과적으로 대사시킬 수 없다. 간은 500여 가지가 넘는 특별한 기능을 수행하기 때문에, 병든 간은 대단히 파괴적인 결과를 만들어낸다.

간은 작은창자와 함께 몸의 소화 과정에서 중추적인 역할을 수행한다. 간이 손상되었을 때는 지방이 많이 포함된 노폐물이 몸 안에 쌓이고, 몸 여기저기에도 지방이 축적되며, 소화 기관과 배설 기관의 기능이 약해지면서 다른 조직과 장기가 폐색된다. 간이 손상되었을 때 나타나는 많은 결과들 중 하나가 바로 체중의 증가다.

상태가 더 악화되면 비정상적으로 많은 양의 지방이 간의 세포와 내부 공간에 축적되는 상태인 '지방간'이 생긴다. 꽉 막힌 간은 독소를 분해하고 가공하여 배출시키지 못하고, 독소에 의한 폐색이 발생한다.

이와 반대로, 건강한 간은 대사 과정을 통해 해로운 물질을 해독한다. 간이 걸러내는 수많은 종류의 독소들 중에는 제약회사에서 만든 약을 통해 혈류 속으로 들어온 화학물질도 있다.

증상을 다루는 약은 그 정의에 의해 외인성 화학물질(어떤 생물체의 외부에서 유입된 화학물질)이다. 이것은 인공적으로 만들거나 합성된 물질이다. 자연은 이러한 물질이 몸에 들어오도록 의도한 적이 없다.

따라서 제약회사에서 만든 약을 먹는 것은 질병의 증상을 누그러뜨리는 화학물질을 몸속에 투입하는 것이지만, 반대로 몸에 해를 입히는 물질을 투입하는 것이기도 하다.

약은 소포체라고 불리는 간의 부드러운 조직에 의해 대사된다.

간에 의해 대사된 약의 화학물질들은 혈류에 의해 흡수되고 해당 화학물질이 '치료'하기로 되어 있는 장기로 운반되기 위해 수용성으로 만들어진다. 그런데 이 과정에서 '대사 물질'이라 불리면서 인간의 몸에 독소로 작용하는 화학물질도 함께 만들어진다.

이러한 대사 물질들은 약물 대사 과정에서 간의 세포에 의해 화학적으로 중성화되면서 소변을 통해 배출될 수 있도록 비활성 상태로 만들어진다.

하지만 그것이 말처럼 간단한 것은 아니다. 미국인들이 가장 즐겨 사용하는 일반 의약품 중 하나인 타이레놀 혹은 바이코딘(Vicodin)이나 퍼코셋(Percocet) 같은 처방약을 예로 들어보자. 수많은 사람들이 애용하는 이들 진통제는 아세트아미노펜 계열의 의약품에 속하고 미국에서 통증이나 열을 치료하기 위해 가장 광범위하게 사용되는 약이다.

이 약들은 모든 연령대에서 아세트아미노펜이 사용될 수 있도록, 씹어 먹거나 물약 형태로 만들어진 어린이용 약도 있고, 당연히 알약 형태로도 판매된다.

너무 많은 양의 아세트아미노펜을 복용했을 때 나타나는 가장 큰 부작용 중 하나가 극심한 간 손상이다. 이 약들은 N-아세틸-p-벤조퀴논이민(NAPQI 또는 NABQI)이라 불리는 독성 대사 물질을 만들어 내는데, 이 물질을 무해한 물질로 바꾸려면 더 많은 분해를 거쳐야 한다.

그러나 이 독성 대사 물질은 간 단백질과 친화성이 있어 대개는 분해되거나 중화되기 전에 간 단백질에 달라붙는다. 한 번에 너무 많은 양의 진통제를 사용하거나 너무 자주 사용하는 사람들은 그것이 치명적이든 그렇지 않든 아세트아미노펜을 과다 복용할 위험이 있고 독성 간 질환과 심각한 간 손상을 일으킬 위험이 있다.

아세트아미노펜은 특히 산화 손상 및 미토콘드리아 기능 이상과 관련이 있다. 이것은 간세포 손상의 주요 원인이 되고 손상된 간세포에 염증을 일으키도록 만든다. 염증이 생긴 간세포는 점점 죽어가기 시작한다. 이 약들은 또한 신장에도 피해를 줄 수 있다.

여러분은 누군가 진통제를 과다 복용하여 생명을 잃었다는 말을 얼마나 자주 들었는가?

마지막으로, 미국 식품의약국(FDA)은 2009년 6월에 아세트아미노펜이 원인인 광범위한 간 손상에 주목하면서 자신들이 바이코딘과 같은 일부 대중적인 진통제 화합물에 대한 조사를 진행하고 있다면서 (현행 성인은 4g이고 어린이는 체중 1kg당 90mg인) 하루 권장 복용량의 하향 조정을 고려하고 있다고 밝혔다.

제약 산업은 그들이 제조한 약의 부작용을 대중들에게 알리지 않을 뿐만 아니라, 법에 정해진 모든 검사와 임상 시험을 제대로 수행하지 않는 것으로 악명이 높다. 이는 그들의 감시 기구로서 엄격한 감시 의무를 충실히 수행하지 않는 FDA와 결부되어 있다.

그 결과, 특정 약이 FDA의 승인을 받고 판매를 시작한 지 몇 년이 지나도록 새로운 연구 결과가 계속 나타나기도 한다. 간 손상을 유발한다는 사실이 나중에야 밝혀진 그런 약 중에는 비스테로이드 항염증 치료제(NSAID)도 있다.

NSAID의 사용에 따른 위험은 제쳐두고라도, 이러한 약들 중 많은 것들이 개인마다 특이한 부작용을 일으킨다. 그것은 이 약들의 부작용이 예측 불가능하고 아무런 경고 없이 나타날 수도 있음을 의미한다. 제약회사의 입장에서 이것은 경계심 많은 대중의 반론을 억누르거나 소송을 피하는 편리한 변명거리가 된다.

의사들에 의해 많이 처방되는 또 다른 약인 당질 코르티코이드는 면역 체계에 작용하여 염증을 완화시키는데, 이 약도 탄수화물의 저장과 지방 생성에 영향을 미친다.

당질 코르티코이드는 식욕을 자극하고, 간에서의 글리코겐 저장을 증가시키며 '복부 비만'의 원인이 되는 경향이 있다.

우리는 기침이나 감기, 통증 등의 증상에서부터 관절염, 고혈압, 감염 질환 등을 비롯해 좀 더 심각한 다른 질병들 때문에 약을 먹는다. 의사와 일반 환자들은 화학적으로 만든 약이 우리의 신체적 질병을 치료하거나 최소한 완화시킬 수 있다고 믿도록 너무 심하게 세뇌당한 나머지 편협한 방식으로 접근하는 경향이 있다.

그들의 추론은 근본적으로 결함을 갖고 있다. 첫째, 현대 의학이 우리에게 질병이라고 믿도록 강요하는 것은 사실 다른 원인, 즉 독성 중독이 불러일으킨 증상일 뿐이다. 그것은 우리 몸에 불균형이 있고 우리의 생활 방식이 몸의 내부 환경을 불균형으로 몰아가고 있다는 것을 알리기 위해 몸이 신호를 보내는 수단이다. 심지어 불치병으로 여겨지는 암조차도 질병이 아니다(이에 대한 자세한 내용은 저자의 다른 저서 《암은 병이 아니다》를 참조하라).

잘못된 추론의 두 번째는, 제약회사에서 만든 약이 이러한 질병을 치료할 수 있다고 믿는 것이다. 우리가 방금 살펴보았듯이, 질병의 증상을 완화시키거나 없애는 것처럼 보이는 화학적으로 합성된 약이 실제로는 몸의 독성 중독을 심화시킨다.

이 책 뒷부분에 나오는 방법을 사용하면 심각한 상황의 독성 중독일지라도 고통 없이 부드러운 방법으로 상황을 반전시킬 수 있다.

찾기 힘든 기적의 치료제

과학과 제약업체들은 항상 비만을 '치료'할 수 있는 '기적의 치료제'를 찾거나, 최소한 어리숙하고 과체중인 사람들에게 만병통치약처럼 팔릴 만한 무언가를 만들려는 음모를 꾸며왔다.

그들이 기적의 치료제를 찾기 위해 애쓰는 이유는 의심할 여지 없이 자신들의 이익 때문이지 여러분의 건강을 위해서가 아니다.

제2차 세계대전 당시 식량 위기를 타개하기 위해 독일 병사들에게 암페타민이 보급되었을 때 의학계는 승리감에 의기양양했었다. 암페타민은 배고픔을 줄이기 위해 발견되었고, 의학협회는 자신들이 대박을 터뜨렸다고 생각했다.

전쟁이 끝난 후, 암페타민은 식욕 억제제로 시장에서 판매되었다. 그러다 1950년대에 이르러 이것이 마약으로 남용되고 있다는 것을 인지한 정부 당국에 의해 판매가 금지되었다.

오늘날 미국 시장에서는 식욕을 조절할 수 있다고 주장하는 많은 종류의 약들이 팔리고 있다. 그리고 아무런 의심도 하지 않고 '간편한 치료제'를 찾는 뚱뚱한 사람들이 이런 약들을 사들이고 있다.

따라서 정신 자극제인 암페타민은 1950년대에 약의 중독성 문제로 상업적 판매가 금지되었지만, 오늘날에는 식욕 억제제, 식욕 저하제 혹은 '식이 보충제'나 '체중 감량 보조제'라는 좀 더 그럴듯한 표현의 다양한 이름으로 팔리는 온갖 살 빼는 약들이 범람하고 있다.

이들 항비만약 혹은 '살 빼는 약'은 식욕 억제제라는 이름으로 불린다. 이 약들은 음식 섭취를 제한하거나 삼가도록 만들어, 섭취하는 칼로리의 절대량을 감소시킨다. 이 약들은 두 가지 방식 중 한 가지를 사용하여 식욕을 억제한다.

각각의 약이 일으키는 화학반응에 따라 식욕을 감소시키기도 하고 혹은 여러분의 뇌를 속여 심지어 혈당치가 전혀 반대 상황일 때도 여러분의 배가 이미 가득 찬 것처럼 믿게 만든다. 이를 '포만 반응'이라고 한다.

원리는 다음과 같다. 만약 여러분이 섭취하는 음식의 양이 줄면 체중이 불어날 가능성이 감소한다. 더 좋은 것은 체중이 감소한다는 것이다. 자신의 불어나는 체중에 대한 빠른 해결책을 원하는 분위기에서, 소수의 과체중인 사람들이 이러한 약들이 몸의 생화학에 미치는 손상이나 잠재적으로 위험한 효과에 대한 생각을 공유하고 있다.

살 빼는 약이나 식욕 억제제는 몸의 대사 과정과 기분을 조절하는 호르몬과 신경 전달 물질의 생성을 유발하고 조종하는 합성 약물로, 우리는 앞에서 이런 합성 약물이 간에 어떤 영향을 미치는지에 대해 이미 논의한 바 있다.

합성 약물이 유발하는 것들 중에는 몸의 여러 부분에서 다양한 프로세스에 영향을 미치는 중요한 신경 전달 물질인 카테콜아민과 세로토닌, 노르에피네프린과 도파민 등이 있다.

미국에서는 메리디아(Meridia), 유럽에서는 리덕틸(Reductil)이라는 상표명으로 판매되는 시부트라민을 예로 들어보자. 단기적으로 사용되는 식욕 억제제인 이 약물은 신경 전달 물질인 세로토닌, 도파민 및 노르에피네프린에 작용하여 효과를 나타낸다.

하지만 이 약물은 심장 질환, 신부전, 위장 질환 등의 발병과 심지어 그로 인한 사망 보고서들과 함께 논란의 중심에 서 있다.

식욕 억제제에 대한 대중들의 격렬한 반응이 뒤따르자, 2008년 12월 FDA는 체중 감량을 위한 '식욕 억제제'로 판매되면서 불법적으로 시부트라민 성분을 포함하고 있는 27개 제품의 사용에 대해 경고했다.

2009년 3월에는 유럽에서 판매되는 중국산 '허브 식품 보충제'에 허가된 것보다 2배 이상 많은 양의 약물이 포함된 사실이 보고되었다. 그것이 전부가 아니다. 2009년 4월, FDA는 시장에서 판매되는 34개 '허브 식품 보충제'의 판매를 금지하였고, 위험한 약물이나 화학 물질을 포함하고 있는 72개의 '살 빼는 약'이나 체중 감량제를 발표했다. 이들 대부분이 중국에서 수입된 제품이다.

이들 약품에서 가장 일반적으로 발견되는 화학물질로는 시부트라민(규제 약물), 페니토인(항경련 약물), 페놀프탈레인(화학 실험에 사용되는 용액으로 발암성 약물), 그리고 부메타나이드(이뇨제) 등이 있다.

다음에 열거하는 것들은 '살 빼는 약'에 들어 있다는 사실을 알았을 때 여러분이 깜짝 놀랄 만한 화학물질들이다. 즉 펜프로포렉스(미국에서 판매가 금지된 흥분제로 고혈압, 심계항진, 부정맥의 원인이 될 수 있는 물질), 플루옥세틴(우울증 치료제로 처방되는 프로작의 유효 성분), 푸로세미드(심각한 탈수증과 전해질 불균형의 원인이 될 수 있는 강력한 이뇨제 라식스의 유효 성분), 그리고 리모나반트(신경성 및 정신 의학상 부작용의 위험이 증가하여 미국에서 사용이 금지된 지물티의 유효 성분) 등이 바로 그런 것들이다.

이러한 화학물질들을 함유한 많은 제품들이 '천연' 혹은 '허브' 성분이 들어 있거나 좋은 효과가 있는 것처럼 가장하고 있다. 식이 보충제는 천연 허브나 식물, 씨앗이나 갑각류의 키틴질, 새우나 게 혹은 갑각류의 겉껍데기에서 발견되는 녹말 등을 원료로 제조되어 기본적으로 FDA의 허가가 필요하지 않은 한방 치료에서 사용되도록 만들어진 것들이다.

하지만 소위 허브 제품의 대부분이 제품의 효능을 강화시키지만 결과적으로 여러분의 건강에 엄청난 손상을 가하는 합성 화학물질을 불법적으로 포함하고 있는 것이 사실이다.

이것은 통제가 거의 이루어지지 않거나 전혀 통제되지 않는, 규제가 없는 시장이다. 시장을 움직이는 위태롭고 경쟁적인 수백만 달러를 고려할 때, 소위 마법의 약초라는 이름으로 처방전 없이 팔려나가는 이들 제품의 다수가 실제론 위험한 독성 물질의 혼합물인 것이다.

처방전 없이 바로 구매할 수 있는 체중 감량용 약의 일부가 입속의 감각을 무디게 만들고 복용할 때 불쾌감을 일으키는 벤조카인이라 불리는 마취제를 사용하여 효과를 나타내는 이유는 무엇일까? 사람들이 실제로 그런 제품을 구매하기 때문이다.

이제 식욕 억제제는 아니지만 '리파아제 억제제'인 처방용 체중 감량제를 살펴보자. 일반적으로 오를리스타트(orlistat, 제품명 제니칼)라고 불리는 이 약물은 1999년 FDA에 의해 체중 조절용 약품으로 승인되었다. 사실 이 약물은 최소한 12개월까지 연속 복용이 승인된, 몇 안 되는 체중 감량제 중 하나다.

오를리스타트가 하는 일은 작은창자의 효소가 음식으로 섭취된 지방을 대사시켜 몸에 흡수될 정도의 작은 분자로 분해시키는 것을 방해하는 것이다. 이 약물은 지방을 소화시키는 몸의 능력을 3분의 1까지 떨어뜨려 체중 감소를 촉진시키는 것으로 알려져 있다.

흡수되지 않은 지방에는 어떤 일이 일어날까? 약품 제조회사는 흡수되지 않은 지방이 대변과 함께 배출된다고 주장한다. 실제로 오를리스타트를 복용하면 기름기가 많은 대변이 나온다. 그러나 FDA는 2009년 6월에 오를리스타트를 잠재적인 안전성 문제의 조사가 필요한 약물 리스트에 포함시켰다. 그리고 오를리스타트는 간 독성, 담석증, 신장 결석, 비정상적인 혈액 농도 감소, 그리고 암으로 발전할 가능성이 높은 대장 용종의 발생 위험 등을 의심받고 있다.

살 빼는 약은 그동안 숱한 논란을 불러일으켰고 그중 몇 가지는 수년 동안 판매가 금지되었다. 몸의 세로토닌 수치에 변화를 가져오는 많은 식욕 억제제가 FDA에 의해 생산이 중단되었지만, 카테콜아민 수치를 변화시키는 제품들은 불면증, 신경과민 등을 불러일으키는 것으로 보고되고 있다.

1990년대에 생산이 중단되었고 극도로 논란이 많았던 식욕 억제제의 상품명은 펜펜(Fen-phen)이었다. 이 약은 펜플루라민(fenfluramine)과 펜터민(phentermine)이라는 두 가지 약물을 혼합하여 만들어졌다.

원발성 폐동맥 고혈압이라는 치명적인 폐 질환이 펜플루라민과 연관 있는 것으로 밝혀졌다.

식욕 억제 약물인 페닐프로판올아민(phenylpropanolamine)은 2000년에 출혈성 뇌졸중을 촉발시킨다는 사실이 밝혀진 이후 판매가 금지되었다. 에페드린도 비슷한 연관성이 밝혀져 FDA는 2004년에 이 약물을 식이 보충제로 사용하는 것을 금지시켰다.

하지만 FDA는 살 빼는 약을 포함한 일부 처방약들의 규제 절차에서 커다란 허점을 남겼다. 이러한 허점 때문에 '허가된 효능 이외의 용도'로 사용하는 것이 가능해졌다. 이는 의사가 마음먹기에 따라 해당 약을 처방할 수 있으며, 사실상 무제한적으로 이들 위험한 독성 화학물질들을 임상에서 사용할 수 있음을 의미한다.

기적의 치료제는 없다

미국인의 3분의 1이 비만이고 3분의 2가 과체중이라는 사실을 고려할 때, 미국은 의사와 제약회사의 입장에서 매우 좋은 사냥터라고 할 수 있다.

'편하게' 체중을 감량한다고 약속하는 소위 체중 관리 프로그램들은 항우울제와 암페타민을 권한다. 항우울제를 사용하는 과체중 상태의 많은 사람들이 이 약을 계속 복용하는 중에도 빠졌던 체중이 다시 제자리로 돌아가는 경향이 있긴 하지만, 항우울제를 사용하면 초기에는 식욕을 억제하는 효과가 있는 것으로 밝혀졌다.

앞에서도 언급한 것처럼, 암페타민을 식욕 억제제로 사용하는 것은 금지되어왔다. 하지만 체중 감량 전문가라고 자처하는 일부 의사들은 '비만을 치료할 기적의 약'을 필사적으로 찾고 있는 사람들에게 이 약물의 사용을 아무 거리낌 없이 권하고 있다.

아이러니하게도 기적의 치료제가 존재하지 않는데도 불구하고 비만을 치료할 기적의 치료제를 찾아내려는 노력은 멈추지 않는다. 이렇게 발견된 것들 가운데 식욕과 비만을 조절할 수 있다고 주장하는 것 중 하나로 코 점막 스프레이(nasal spray)가 있다.

이 책이 쓰일 당시에도 여전히 품질 개선이 진행되고 있던 이 제품은 PYY3-36이라는 호르몬 단백질을 함유한 것으로 보고되고 있다.

이 약의 연구를 수행한 제약회사는 자신들의 제품에 합성 호르몬이나 시장에서 팔리는 항비만 의약품에 함유된 화학물질 대신 천연 호르몬이 포함되어 있다고 주장한다. 콧구멍에 단백질을 뿌리는 것만으로 간편하게 살을 뺄 수 있다면 그보다 편한 방법이 또 있을까 싶다!

내 말에 오해하지 않기를 바란다. 과학과 연구는 우리가 갖고 있는 지식의 깊이를 늘리고 있으며, 우리는 인간의 몸에 대한 이해를 끊임없이 발전시키고 있다. 하지만 식욕 억제제가 정말 효과가 있는지 없는지 여부는 논란의 여지가 있는 문제다. 더 나쁜 것은, 과학자가 이익 때문에 자신의 지식을 사용한다는 것은 대개 여러분의 건강이 위험에 처해 있음을 의미한다는 점이다.

문제의 핵심은 다음과 같은 질문이다. 체중을 감량하는 자연스러운 방법이 있는데도 복잡하고 섬세한 호르몬 균형에 인위적으로 개입하는 것이 과연 올바른 방법일까?

과체중인 사람들을 크게 실망시키고 있는 의사들은, 식욕 억제제를 사용하여 처음에 몇 킬로그램의 살을 뺀 뒤에는 체중 감량 효과가 더 이상 크게 나타나지 않는다는 사실을 알게 되었다. 더 나쁜 점은 그렇게 뺀 살이 대부분 금방 제자리로 돌아온다는 사실이다!

아마도 그것은 이러한 약물을 사용하는 것이 아무 소용 없다는 것을 알려주는 자연의 방식일 것이다. 식욕 조절이나 배고픔의 신호는 매우 복잡한 현상으로, 많은 종류의 호르몬에 의해 작동된다. 단지 한 가지 호르몬의 활동을 중단시켜놓고 배고픔을 느끼지 않을 거라 기대하는 것은 어리석은 생각이다.

몸은 영양분이 필요할 때 음식을 섭취하도록 움직인다. 비만을 없애는 기적의 약을 찾으려는 시도는 우리의 생존 본능에 반하는 것이므로 반드시 실패할 수밖에 없다.

공복 호르몬

식욕과 포만감 그리고 신진대사는 복잡한 생화학 작용으로, 일부 미국인들이 믿고 있는 것처럼 간단히 작용을 멈추거나 다시 진행시킬 수 있는 것이 아니다.

식욕과 연관된 생화학 작용은 몸의 여러 장기들에서 만들어진 다양한 호르몬과 관련이 있다. 신진대사 프로세스에서 직접적인 역할을 하고 지방 축적에 큰 영향을 미치는 호르몬으로는 인슐린과 렙틴 및 그렐린이 있다.

의학계에서는 (제2형 당뇨에서 그런 것처럼) 비만이 인슐린 저항성 및 심혈관계 질환과 연관된 것으로 단언해왔고, 당뇨와 과체중이 함께 존재할 때를 대사증후군, 의학적 속어로는 '당뇨 비만(Diabesity)'이라 부른다.

이것은 주로 두 가지 요인으로 생긴 현대의 질병이다. 즉 주로 앉아서 지내는 생활 방식과, 정제된 탄수화물과 정제 설탕 및 고과당 액상 시럽 같은 감미료를 많이 섭취하는 건강하지 못한 서구식 식습관이 이 질병의 주요 원인이다.

연구 결과는 대사증후군의 씨앗이 아주 일찍부터, 즉 정제된 탄수화물과 정제 설탕이 많은 음식으로 어린아이들이 양육될 때부터 심어진다는 사실을 밝혀냈다. 여기서 더 나아가 일부 영양학자들은 아주 많은 양을 자주 먹는 것이 아니라면 포화지방보다 더 책임이 무거운 대사증후군의 1차 원인 제공자가 바로 정제된 탄수화물과 정제 설탕이라고 말한다.

우리는 이번 절(節)에서 인슐린과 비만의 연관성, 신진대사 조절에서 인슐린이 하는 역할, 그리고 과체중인 사람이 정제 식품을 섭취할 때 왜 치명적인 자멸 행위가 될 수밖에 없는지를 이해하게 될 것이다.

인슐린은 췌장에서 만들어지며, 혈액에서 포도당 혹은 혈당 수치를 조절하는 핵심적인 호르몬이다.

작은창자에 들어간 탄수화물은 분해되어 글루코스(포도당)가 된다. 이렇게 만들어진 포도당은 에너지원으로 사용되기 위해 몸의 여러 세포로 이동하여 혈류 속에 들어간다.

기본적으로 인슐린은 포도당이 통과할 수 없는 세포에서 포도당을 사용할 수 있도록 만든다. 즉 인슐린은 세포막의 특별한 수용체에 달라붙어 혈액 내에 있던 포도당이 세포 안으로 통과할 수 있도록 만들어준다.

인슐린 저항성이 있는 사람은 세포가 인슐린에 반응하지 않는 상태에 있는 것이다. 이런 상태가 되는 한 가지 원인은 세포막에서 인슐린 민감성 수용체의 수가 크게 감소하기 때문이다.

그것은 또 다른 연속적인 효과를 낸다. 인슐린이 제대로 작동하지 않기 때문에 혈당 수치가 증가하고 췌장은 더 많은 인슐린을 분비하며, 그 결과 아이러니하게도 둘 다 제 기능을 수행하지 못하게 되는 것이다. 이로 인해 혈류 속에서 인슐린의 농도가 비정상적으로 증가하는 악순환이 일어나고, 이것이 제2형 당뇨가 발생하는 핵심 원리가 된다.

하지만 인슐린 저항성이 어떻게 체중 증가를 촉진하는 것일까? 기본적인 에너지원인 포도당이 없다면, 몸의 세포들은 에너지 고갈 상태에 빠진다. 세포들은 기근을 경험하면서 포도당을 갈망하게 된다. 따라서 몸은 더 많은 음식을 요구하는 것이다.

이는 더 많은 인슐린 분비를 촉진하지만, 이때 분비된 인슐린은 사용되지 못한다. 그리고 몸 안에 축적된 과도한 양의 포도당은 지방으로 전환된다. 이렇게 만들어진 지방은 간과 지방 조직에 축적된다. 그 결과는 알다시피 비만이다.

인슐린 저항성이 생긴 사람은 높은 혈중 인슐린 농도와 혈당 수치 및 과도한 지방 조직을 갖게 된다.

인슐린 저항성은 또한 과체중이거나 비만인 사람이 특히 탄수화물이 풍부한 식품을 포함해 모든 음식을 갈망하게 되는 이유를 설명해 준다. 정제된 탄수화물(가공식품)은 포도당을 거의 순간적으로 공급할 수 있는 공급원이 된다. 하지만 정제되지 않은 탄수화물에 비해 (미국인들이 그렇게도 좋아하는) 정제된 탄수화물은 또 다른 문제를 불러일으킨다.

정제된 탄수화물은 갑자기 혈당 수치를 올리는 원인이 되며, 혈중 인슐린 농도 역시 급격히 상승시킨다. 몸의 세포들은 빈번한 인슐린 농도 급증을 상쇄하기 위해 방어 모드에 진입하게 되고 세포막에서 인슐린 수용체의 수를 감소시킨다. 이것이 인슐린 저항성을 더욱 악화시킨다.

아마도 이것이 '더 많이 먹을수록 더 뚱뚱해진다'는 상투적인 문구를 설명할 수 있을 것이다.

스트레스는 비만의 원인

관련된 연구 결과가 반복적으로 증명한 것은 만성적인 스트레스와 불안이 체중을 빠르게 증가시킨다는 것이다.

감정의 스트레스는 현대의 어쩔 수 없는 현실이고 우리 모두 경험하는 것이다. 과도한 업무, 가족 관계에서의 갈등, 복잡한 인간관계 그리고 재정적인 문제들은 마음에 부담을 주고 건강을 해치는 장기간의 불안을 만드는 원인들 중 일부분에 지나지 않는다.

개인적인 기질도 우리가 스트레스를 받는 과정에서 중요한 역할을 한다. 어떤 이들은 다른 사람들에 비해 스트레스에 잘 대처하는가 하면, 또 어떤 이들은 항상 잔걱정을 하며 살아간다.

스트레스와 비만의 상호 관계는 매우 복잡하고, 화를 잘 내는 사람이라 해서 모두가 과체중인 것은 절대 아니다. 하지만 스트레스와 비만이 상호 연관성을 갖는 경우가 종종 있다.

아마도 이것은 개개인의 기질과 더불어 과체중인 사람이 그렇지 않은 사람에 비해 좀 더 많은 스트레스를 받기 때문일 것이다. 정상보다 체중이 많이 나간다는 것은 그 자체로 다른 건강상의 문제를 야기한다. 비만인 사람은 사회적으로 스트레스를 받는 상황이 많고, 스스로 부정적인 생각을 품으면서 만성적으로 불안과 우울증을 겪게 된다.

진화론적 관점에서 보면 스트레스 반응은, 포식자를 발견했을 때 몸 안에서 인간이 만일의 사태에 대비하여 미리 준비해두었던 생화학적인 변화가 일어나는 것과 유사한 '투쟁·도피 반응' 혹은 생존 반응이다.

 스트레스 반응은 천연 스테로이드인 코르티솔의 분비를 유발하고, 이것은 다시 간이 즉시 혈류에 포도당을 분비하도록 만든다. 비상 상황에 대한 이런 반응은 몸이 사용할 수 있는 추가의 에너지원을 공급하여 스트레스 요인을 해결할 수 있는 에너지가 넘쳐나도록 만든다.

 혈액에 포도당이 넘쳐날 때, 췌장은 인슐린을 분비하라는 신호를 받고, 이로 인해 인슐린 농도가 급증하게 된다. 증가한 인슐린은 몸의 세포들이 포도당을 에너지로 전환하는 데 도움을 준다.

 앞에서 언급한 것처럼, 정제된 탄수화물과 설탕을 지속적으로 공급받았을 때, 몸은 포도당과 인슐린이 넘쳐날 때와 동일한 방식으로 반응한다는 점을 주목하기 바란다. 이것은 시간이 흐를수록 인슐린 저항성을 이끌어내고, 대사증후군에서 경험한 것처럼 공복감과 비만이라는 악순환을 만들어낸다.

 우리는 우리의 조상들과 달리 자연에서 포식자를 만날 일이 더 이상 없지만 정서적인 스트레스와 두려움 그리고 불안을 만드는 일들은 시간이 갈수록 배가되고 있다. 만성적으로 불안감에 싸여 있는 사람은 필요할 때 코르티솔이 급증하지 않고 항상 높은 코르티솔 수치를 갖고 있다. 이는 인슐린 저항성을 촉진한다.

 스트레스는 콜레스테롤 수치를 높이기도 하는데, 시간이 흐르면서 이것이 고혈압을 유발하고 심장에 공급되는 혈액을 감소시키는 죽상동맥경화증, 즉 동맥이 폐색되는 증상을 이끌어낸다.

 과체중인 사람들은 대개 이중의 불운을 겪는다. 그들은 항상 스트레스 속에 살아가는 경향이 있고, 기분 전환을 위해 '위안을 주는 음식'에 의존한다. 감자튀김, 파스타, 토르티야, 구운 음식이나 콜라 등에는 정제된 탄수화물과 액상과당 같은 감미료가 풍부하게 들어 있다.

이 음식들은 곧바로 지방을 축적하고 지방 조직에 연료를 공급하며, 탄수화물에 대한 갈망과 신진대사 증후군이라는 악순환을 만든다.

어느 순간 여러분은 '지방의 함정'에 빠진 자신을 발견하고 거기서 어떻게 벗어나야 할지 도저히 알 수 없는 지경이 된다. 그런 상태에서 여러분은 체중 감량 프로그램의 유혹이나 인터넷을 떠도는 '쉽게 살 빼는 방법' 따위에 쉽게 빠져들게 된다.

절망적인 상태에 빠진 소수의 사람들은 이내 이런 사실을 깨닫지만 영악한 상술에 쉽게 농락당하고 만다. 이러한 체중 감량 프로그램들 중에는 건강 문제를 언급하는 것이 하나도 없고, 여러분의 멋진 몸매를 되찾아준다는 저지방, 저탄수화물 혹은 지방을 연소시키는 '특수 식품'을 어떻게 여러분에게 파는지 잘 깨닫기 바란다. 세상에나!

식욕: 마스터키

우리는 앞에서 신진대사에서 인슐린의 역할, 비만과 대사성 질환에서 혈당 수치와 인슐린 저항성의 역할에 대해 살펴보았다. 하지만 몸의 영양 필요량을 조절하고 서로 다른 호르몬 수치와 혈당 및 지방산을 조절하고 통제하는 것은 시상하부가 하는 역할이다.

뇌에서 상대적으로 작은 부분이면서 부수적으로 체온을 조절하는 시상하부는 복잡한 생화학적 경로를 통해 식욕을 통제하고 포만 신호에 반응하는 중앙 처리 장치 혹은 조절 장치라고 할 수 있다.

췌장과 다른 장기들은 단순히 자신의 임무를 수행하는 것으로 에너지 섭취 및 신진대사와 직접 연관되어 있다. 이렇게 에너지 균형을 조절하는 프로세스를 항상성이라고 한다.

시상하부는 특히 두 가지 호르몬, 즉 렙틴과 그렐린에 민감하다. 또한 이들 두 호르몬은 모두 수면 패턴에 민감하고, 수면 패턴은 식습관에도 영향을 미친다.

배고픔의 주관적인 느낌은 여러분의 시상하부가 실제로 혈당 수치가 떨어졌다는 신호를 보내고 있는 것이다. 그러면 음식물을 포도당으로 변환시키는 간이 외측 시상하부에 신호를 보내 여러분이 냉장고를 열어 음식을 먹거나 패스트푸드 식당에 가도록 유도한다.

몸의 지방세포에서 만들어지는 렙틴도 식욕을 조절하는 역할을 한다. 낮은 렙틴 수치는 시상하부의 입장에서 보았을 때 몸에서 더 많은 포도당이 필요하다는 신호가 된다.

음식을 먹은 다음, 여러분은 자신이 섭취한 음식을 소화시키면서 혈당 수치가 올라간다. 그러면 포만 반응이 시상하부를 자극하고, 시상하부는 여러분에게 음식을 그만 먹으라는 신호를 보낸다.

이것은 위와 췌장이 그렐린이라 불리는 호르몬을 분비할 때 일어나는데, 그렐린은 복내측 시상하부에서 작동한다. 그렐린의 작동으로 음식을 충분히 먹고 여러분이 '포만감'을 느끼면, 이제 지방세포에서 렙틴이 분비되어 배가 부르다는 신호를 보낸다.

렙틴과 그렐린은 서로 반대되는 방식으로 작동하며 두 호르몬 중 하나의 수치가 낮으면, 나머지 다른 하나의 수치가 올라간다. 또한 식욕을 자극하는 데 있어 그렐린이 더 많은 역할을 하고, 렙틴은 포만 반응을 이끌어내는 역할을 하는 것으로 여겨진다.

일부 연구 결과에서는 과체중이면서 인슐린 저항성을 갖고 있는 사람들이 렙틴 저항성도 갖고 있다는 것을 시사한다. 이런 경우, 시상하부는 증가한 렙틴 수치에 의해 만들어지는 포만 반응을 인지하지 못한다. 바로 이것이 과체중인 사람들이 계속 음식을 먹는 이유가 된다. 그들의 몸은 언제 자신이 충분한 양의 식사를 했는지 알지 못한다!

이러한 것들이 의미하는 바는 무엇일까? 인간의 몸은 선천적으로 균형 감각, 즉 평형 감각을 이루도록 맞춰져 있다. 하지만 과체중인 사람의 호르몬, 신경 전달 물질, 장기와 조직은 정상적이지 못한 방식으로 작동하고, 따라서 여러분의 몸이 왜곡된 균형을 찾게 되는 원인이 된다.

렙틴과 그렐린의 통로인 시상하부의 고장으로 비만이 생겼을 때, 우리는 이를 '시상하부 손상에 의한 비만'이라고 부를 수 있다.

이러한 불균형은 몸을 정화하고 해독하는 자연스러운 방법으로 고칠 수 있다. 그와 함께 양질의 영양소를 공급하고 적절한 육체적 운동을 병행하면, 몸을 원래의 자연스러운 상태로 회복시키고 몸의 모든 부분이 건강한 방식으로 기능하면서 정상 체중을 되찾을 수 있다.

몸의 신진대사에서 핵심적인 역할을 하는 또 다른 분비선은 갑상선이다. 갑상선은 목에 위치하고 있으며 몸에서 가장 큰 분비선이다.

이 분비선은 신진대사를 조절하는 역할을 하기 때문에 체중 감량 혹은 체중 증가와 연관이 있다. 갑상선은 여러분의 몸이 칼로리를 연소시키고 에너지를 사용하는 속도를 조절하는 몸의 다른 호르몬들에 영향을 미치고 그것들을 통제한다.

티록신이 너무 적게 혹은 너무 많이 생산되어 갑상선이 제 기능을 하지 못하면, 갑상선 기능 저하증이나 갑상선 기능 항진증이 생긴다.

갑상선 기능 저하증으로 고통을 겪는 사람들은 티록신 수치가 상당히 낮고 신진대사가 느리다. 그러면 세포의 성장이 부진하고, 뇌의 처리 속도가 느려지며, 근육이 약해지고, 일반적으로 무기력한 기분이 들면서 쉽게 피로를 느끼고 때로는 우울증에 빠지기도 한다.

갑상선 기능 저하증이 있으면 추위를 잘 견디지 못하고, 변비, 탈모, 피부 건조 등의 증상을 낳기도 한다.

이러한 증상이 나타나는 것은 기초 대사율이 낮아지기 때문이다. 기초 대사량이란 몸이 아무런 활동을 하지 않을 때 에너지를 소비하는 정도를 말한다. 그렇다면 갑상선 기능 저하증이 체중 증가를 유발하는 이유는 무엇일까?

몸의 세포 성장 속도가 느리고 에너지를 조금 사용하기 때문에, 몸에서 사용할 수 있는 여분의 에너지가 남게 된다. 그러면 여러분은 너무 많은 에너지를 생산하지 않도록 음식을 적게 먹어야 한다. 그렇지 않은가? 하지만 그보다 더 좋은 것은, 운동을 하거나 여분의 에너지를 소모시키는 것이다.

문제는 과체중인 사람들이 그렇게 하지 않는다는 것이다. 그들은 인슐린 저항성, 렙틴 저항성, 지방간이 있거나, 혹은 설탕이 들어간 음료수와 가공식품에 지나치게 의존해서 여분의 에너지를 소모하는 능력을 상실한 지 오래된 사람들이다.

다른 신진대사 작용이 통제를 벗어나 있으면서 기능이 떨어진 갑상선을 갖고 있는 몸에 비해 많은 음식을 먹고 그로 인해 너무 많은 에너지원이 생산된다. 따라서 과도하게 생산된 에너지원은 지방의 형태로 축적된다.

갑상선 기능 저하증의 원인은 부신 피로, 티록신 생산 부족, 수은과 같은 중금속에의 노출, 스트레스 그리고 아이오딘(요오드), 아연, 비타민 B, C, E 등의 결핍을 비롯한 영양 불균형, 또는 지나친 콩류 섭취 등으로 다양하다.

여러분의 몸이 필요로 하는 충분한 양의 비타민과 미네랄을 섭취하는 것 외에도 무 또는 요오드가 풍부한 해초류를 섭취하고, 때로 약간의 젤라틴을 섭취하면서, 포화지방의 섭취를 피하고 대신 충분한 양의 코코넛 오일을 섭취하는 것이 좋다.

제6장
수술: 치명적인 해결책

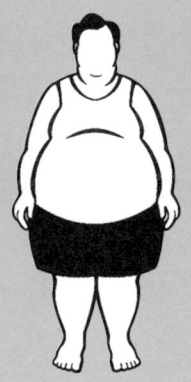

미봉책

내 생각에 미국에서 체중 감량 수술이 큰 성공을 거둔 데에는 단지 두 가지 이유밖에 없는 것으로 보인다. 하나는 최소한의 노력만으로 빠른 해결책을 찾으려는 서구 사회의 강박관념이고, 다른 하나는 의사들이 이처럼 야만적인 수술을 독려하도록 만드는, 상상할 수도 없을 정도의 이익이다.

아래에 열거된 엄연한 사실들을 살펴보자.

사망률 체중 감량 수술을 받은 사람들 중 대략 1~3%가 수술을 받고 나서 몇 년 안에 목숨을 잃었다.

추가 수술 거의 22%나 되는 환자들이 수술 후 퇴원하기도 전에 합병증으로 고통을 겪고, 40%의 환자들은 수술 후 6개월 안에 합병증이 생겼다. 그리고 20%의 환자들은 수술로 인한 합병증 때문에 추가 수술을 받아야 했다.

'너무 높은 성공률' 환자들 중 30%가 빈혈증이나 골다공증 같은 영양 결핍증이 생겼다. 때로는 수술이 너무 '성공적'이어서 음식물 섭취가 어려워진 환자들이 고통을 겪고 심지어 영양 결핍으로 사망하기도 한다.

실패율 목숨을 잃거나 심각한 병을 얻지 않더라도, 몸이 수술하기 전 상태로 되돌아갈 수 있다. 체중 감량 수술을 받은 환자의 25%가 자신들이 원한 만큼 체중을 감량하지 못한다. 이는 수술 자체가 성공적이지 못했기 때문일 수도 있고, 환자가 수술 후 지켜야 할 식단을 유지하는 데 실패했기 때문일 수도 있다.

'비만 대사 수술'이라는 용어는 음식 섭취량을 근본적으로 줄이기 위해 외과적으로 소화관의 많은 부분을 제거하는 여러 가지 수술을 설명하기 위해 사용된다.

이 수술은 두 가지 단순한 원리로 효과를 거둔다. 즉 여러분이 섭취하는 칼로리를 급격히 줄이기 위해 식욕과 음식 섭취량을 강제로 떨어뜨리고, 소화관이 음식에서 영양소를 흡수하는 능력을 제한하는 것이다.

비만이 심각한 상태에 이른 많은 사람들에게 수술은 온갖 다이어트와 운동 혹은 살 빼는 약이 실패했을 때 선택할 수 있는 마지막 수단이다. 정상적인 삶을 간절히 원하는 환자들은, 의사들이 자신의 복부를 열어 주요 장기를 제거하고 남은 부분을 자르고 찢어서 엉망진창으로 붙여놓을 수 있도록 하기 위해 수술대에 오르는 데 동의한다.

다시 말해 미국에서만 연간 최소한 20만 명에 이르는 비만인들이 스스로 심각한 불구자가 되는 선택을 하고 있는 것이다. 너무 거친 표현으로 들릴 수도 있겠지만, 절대 과장이 아니다.

심각한 상태에 이른 비만은 생명을 위협할 수 있고 비만과 관련 있는 건강상의 문제들은 수없이 많다. 이런 건강상의 문제들을 다루는 다른 방법을 논의하기에 앞서, 체중 감량 수술이 효과 있는 것처럼 보이도록 만드는 것이 무엇인지 간단히 살펴보자.

체중 감량 수술에는 위 우회술, 담도 췌장 우회술, 십이지장 전환술, 위절제술, 수직 밴드 위 성형술, 위 소매절제술과 같은 서로 다른 이름으로 불리는 수많은 변형된 형태가 있다.

유럽에서 실험 중인 또 다른 방법이 있는데, 이것은 심장에 심장 고동 조절기를 이식하는 것처럼 위장 표면에 위 조정기를 설치하는 것이다.

이 장치는 포만감을 조작할 수 있도록 여러분의 신경계 및 뇌와 연결된다. 다시 말해서 여러분이 음식을 먹지 않아도 배부른 느낌이 들도록 만드는 것이다.

의사들이 아직까지도 완벽하게 이해하지 못하고 있는 에너지 항상성의 복잡한 프로세스를 이것과 대조해보자. 제11장에서 좀 더 자세히 논의하겠지만, 에너지 조절 프로세스는 주로 그렐린과 렙틴이라는 두 종류의 호르몬에 의해 결정되는데, 두 호르몬은 시상하부에 의해 통제되는 복잡하고 다양한 수많은 경로를 통해 작동한다.

과학자들은 지난 수십 년간의 연구에도 불구하고 이 호르몬들이 작동하는 메커니즘, 이에 관여하는 신경 전달 물질, 그리고 포만감과 공복감이 전달되는 신경 경로 등을 정확히 밝혀내지 못하고 있다.

제약회사에서 만든 온갖 약들이 이처럼 섬세한 균형을 어설프게 조작해보려 했지만 모두 실패했다. 그런가 하면 자연이 아직 의학에 공개하지 않은 몸의 프로세스를 바꾼다고 주장하는 전기 도구도 있다.

체중 감량 수술이라는 근사한 의학 용어를 벗겨낸 뒤 남는 것이라곤 원래 크기의 15% 정도로 축소된 위장, (소화와 면역의 근간이면서) 십이지장과 같은 핵심적인 부분이 제거된 작은창자뿐이다.

그 결과, 여러분이 섭취하는 음식의 양이 급격히 감소할 뿐만 아니라, 남아 있는 소화관 역시 자신이 마땅히 수행해야 할 소화 과정과 대사 과정 그리고 흡수 과정을 효과적으로 수행하지 못하게 된다. 따라서 체중 감량 수술은 여러분 몸의 생화학과 신진대사를 자연이 의도하지 않은 방향으로 철저히 바꿔놓는다.

자연은 당연히 여기에 저항하기 마련이다. 비만 대사 수술이 체중의 절반가량 혹은 그 이상을 감량하는 뛰어난 효과를 가져온다는 보고들에도 불구하고, 이 수술은 매우 위험한 의학적 합병증과도 관련되어 있다.

체중 감량 수술은 원상태로 복원하는 것이 불가능한 수술이라는 점을 명심해야 한다. 아무 생각 없이 싹둑 잘라버렸다가 쓸모없는 것으로 생각했던 작은창자나 위장 일부를 재사용하기 위해 제자리에 다시 가져다 붙이는 것은 불가능하다.

야만적인 치료법

　위 우회술의 결과로서 가장 일반적으로 생명을 위협하는 것들 중 하나가 영양 결핍이다. 수술 후 식단 일부에 반드시 비타민 보충제와 미네랄 보충제를 포함하도록 되어 있지만, 학대받은 소화관은 여러분이 먹는 소량의 음식물로부터 더 이상 이러한 영양소를 흡수할 수가 없다. 그처럼 간단히 해결되는 문제가 아닌 것이다.

　인간의 몸은 미네랄의 작은 변화에 쉽게 반응하는 기계가 아니다. 미국 국립 당뇨병·소화기병·신장병 연구소(NIDDK)는 비만 대사 수술을 받은 환자의 30%가 빈혈증과 골다공증을 비롯한 심각한 영양 결핍 장애로 고통받을 수 있으며, 붉은 고기류나 유제품을 비롯한 여러 식품에 알레르기 증상을 보일 수 있다는 점을 인정했다.

　체중 감량 수술을 받은 후 나타나는 일반적인 또 다른 부작용으로 저혈당증이 있는데, 그 증상은 정신 혼란, 어지러움, 심박수 증가, 오한, 발한 및 지나친 배고픔 등이 있다. 즉시 치료받지 못한 환자는 혈당 수치가 위험할 정도로 떨어진 당뇨 환자처럼 갑자기 혼수상태에 빠질 수 있다.

　여러분이 섭취하는 음식의 양이 급격히 감소하면 혈당 수치가 떨어지는 것은 지극히 당연하다. 하지만 실제는 이보다 좀 더 복잡하다. 메이오클리닉의 연구원들은 저혈당증과 고인슐린증이라 불리는 증상 사이의 연관성을 발견했는데, 이것들은 잠재적으로 생명을 위협할 수 있는 질병들이다.

고인슐린증은 혈류에 지나치게 많은 인슐린이 순환하고 있는 상태를 말한다. 인슐린은 몸의 세포가 세포막을 통해 포도당을 흡수할 수 있도록 도와주는 호르몬이다.

체중 감량 수술을 받은 후, 췌장에서 분비되는 인슐린은 줄어든 음식 섭취를 통해 생산되는 너무 적은 포도당에 비해 지나치게 많은 양이 된다. 몸의 세포들에 흡수될 만큼 충분한 양의 포도당이 존재하지 않는 것이다.

체중 감량 수술 후 인슐린 수치가 비정상적으로 증가하는 두 번째 이유는 비만인 사람의 췌장에 인슐린을 생산하는 췌장도세포가 더 많기 때문이다. 이것은 섭취하는 음식의 양이 꾸준히 많을 때 몸이 만들어내는 비정상적인 적응 방식이다. 수술을 받은 후에는 섭취하는 음식의 양이 급격히 감소하지만, 췌장은 원래대로 더 많은 양의 인슐린을 생산한다.

메이오클리닉 연구원들은 위 우회술이 실제로는 췌장도세포의 수가 급증하거나 더 활발하게 활동하도록 자극할 수 있다는 사실을 발견했다. 이것은 다시 위험할 정도로 많은 인슐린이 혈류 속으로 순환하는 결과를 초래한다.

췌장세포의 비정상적인 성장을 췌소도세포증이라고 부른다. 이 증상에 대한 유일한 해결책은 인슐린과 여러 가지 소화 효소를 생산하는 췌장을 제거하는 것뿐이다.

인간 몸의 내부 구조에 변화를 줌으로써 발생할 수 있는 결과에 대해 우리가 알고 있는 것이 얼마나 미미한 부분에 지나지 않는지를 알려주는 설명이 있다. 위 우회술이 생긴 지 50여 년이 지났지만, 위 우회술을 받은 환자들 중에 고인슐린증과 저혈당증의 관계가 밝혀진 것은 2005년이 다 되어서였다.

체중 감량 수술은 그 밖에도 여러 가지 심각한 부작용을 일으킨다. 그중 하나가 '덤핑 증후군'이라 불리는 것인데, 증상으로는 어지러움, 복부 경련, 구역질, 설사 등이 있다.

덤핑 증후군이 나타나는 것은 비정상적으로 축소된 소화관이 크게 축소된 위장으로 하여금 소화되지 않은 음식물을 짧아진 작은창자로 쏟아내도록 만들어 작은창자를 막히게 하기 때문이다.

따라서 섭취한 음식이 제대로 대사되지 못한다. 소화되지 않은 음식물의 영양소는 작은창자 내벽을 통해 흡수되지 못하고 수축된 위장으로 역류한다.

여기서 끝이 아니다. 수술을 통해 위장과 창자를 연결한 봉합 부위에 나타나는 온갖 심각한 부작용으로 탈장, 폐렴, 감염, 복부 농양, 장폐색, 위궤양, 위출혈, 담석증 등이 있다.

장 누수 증후군은 비만 대사 수술로 나타나는 주요 결과물이다. 누수는 소화관에서 외과적으로 절제 후 다른 부분에 봉합한 곳이라면 어느 부분에서든 일어날 수 있다.

누수가 생긴다는 것은 두 부분이 서로 이질적이거나 경계 부분이 찢어졌거나 혹은 두 부분이 효과적으로 봉합되지 못했다는 것을 의미한다.

작은창자 대부분이 제거되었기 때문에 대장이 위장에 너무 가까이 붙어 있게 되고, 이로 인해 대장에서 생긴 노폐물이 위장 쪽으로 역류할 수 있다는 점을 알아야 한다.

소화되지 않고 부패한 노폐물은 필연적으로 감염이나 패혈증을 일으켜 이른 시간에 발견되거나 치료받지 못하면 치명적인 결과를 초래할 수 있다. 이런 일이 생겼을 때 유일한 해결책은 응급 수술뿐이다.

협력자 혹은 사기꾼

심각한 의학적 합병증의 원인을 제공한다는 강력한 증거에도 불구하고 점점 더 많은 고도비만 환자들이 건강하고 정상적인 삶을 살 수 있을 것이라는 희망을 품고 이처럼 생명을 위협하는 치료를 선택하고 있다.

그럴 수밖에 없는 것이, 의사와 병원은 물론이고 심지어 보험회사들까지 이런 수술을 포함한 불필요한 수술을 통해 수백만 달러의 돈을 벌기 때문이다.

미국에서 행해지는 수술들 중에 가장 불필요한 수술의 첫 번째로 꼽을 수 있는 것이 남성의 경우 관상동맥 우회술이고 여성의 경우에는 자궁절제술과 제왕절개술이다. 점점 더 나빠지고 있는 건강 문제로 두려워하고 있는 사람들 덕분(?)에 의료 집단은 비옥한 사냥터에서 포식자 역할을 하고 있다.

여기에 덧붙여 이런 수술들에 대한 공격적인 마케팅과, 내부 장기를 망가뜨리기 위해 평균 3만 달러를 흔쾌히 쏟아부을 수 있는, 잘 속아 넘어가고 잘못된 정보를 가진 절망적인 인구 집단이 있다. 그리고 그 정도의 비용이 또다시 수술 후 치료와 추가 수술 비용으로 보태진다.

인터넷 광고와 개인 클리닉은 할리우드 스타들을 체중 감량 수술에 대한 '모델 환자' 홍보물로 자유롭게 사용함으로써, 야만적인 수술을 바람직한 수술처럼 변모시킨다.

겉만 번지르르한 마케팅이 광고 전문가와 인터넷을 통해 나올 때, 여러분은 실제로 그들이 자신들의 주장을 입증하기를 바라지는 않는다. 하지만 의학 저널을 통해 터무니없는 주장이 나올 때, 의료 집단이 근거를 삼는 것은 질병의 증상이다. 계속해서 좀 더 들여다보자.

《미국 소아과학회 저널》 2009년 1월호에는 '제2형 진성 당뇨병의 회복과 청소년기에 외과적 수술로 체중을 감량한 이후 심혈관계 질환 위험 요소의 개선'이라는 제목의 보고서가 게재되었다.

체중 감량 수술이 실제로 제2형 당뇨병을 '회복'시킬 수 있다는 주장은 미국 국립보건원으로부터 390만 달러를 연구비로 승인받은 다섯 개의 메디컬 센터 중 하나인 신시내티 아동병원 메디컬 센터에서 수행한 연구와 관련되어 있다.

2006년에 자금을 지원받은 이 연구는 2011년까지 연구를 마치기로 되어 있었다. 하지만 마감 기한을 3년이나 남긴 2008년 12월 29일, 언론에 공개된 자료에서, 신시내티 아동병원은 다음과 같은 깜짝 놀랄 만한 주장을 했다. 즉 자신들이 수행하고 있던 연구에서 피연구 대상자인 11명의 청소년들에게 연구의 일환으로 수술을 실시한 결과

제2형 당뇨병의 "매우 극적이고 때로는 즉각적인 회복"이 나타났다는 것이다.

신시내티 아동병원은 다음과 같은 주장을 덧붙였다.

"연구 결과는 매우 극적이었고, 우리가 아는 한, 비만 대사 수술보다 더 효과적이고 장기간 조절이 가능한 당뇨 치료법은 없다."

그들은 보도 자료에서 자신들의 연구를 '돌파구'라고 칭하며 당뇨가 없는 나머지 환자들도 수술을 받는 것이 좋을 것이라고 말했다.

비만 대사 수술이 저혈당증과 기타 심각한 합병증을 유발할 수 있다는 증거들이 많음에도 불구하고, 신시내티 아동병원의 청소년 대상 체중 감량 수술 프로그램의 외과 과장은 다음과 같이 말한 것으로 언론에 인용되었다.

"인상적인 체중 감소와 더불어 제2형 당뇨에 나타난 결과로, 위 우회술을 실시한 환자는 혈압, 인슐린, 혈당, 콜레스테롤 및 트리글리세리드 수치에서 확실한 개선 효과가 확인되었다."

흰 가운을 입은 사람들이 어린 연령대의 아이들에게 존재하는 두 가지 걱정스러운 건강 문제에 대한 해결책이 체중 감량 수술이라고 주장할 때, 남의 말에 잘 속아 넘어가는 부모들은 덥석 미끼를 물기 쉽다. 하지만 그들의 몇몇 자녀들은 너무 쉽게 남의 말을 믿은 대가로 목숨을 내놓아야 했다.

체중 감량 수술은 아직까지 청소년들이 절대적으로 선택하는 수술이 아니지만, 해마다 2700명의 청소년들이 이 수술을 받는 것으로 추산되고 있다. 그러나 또 다른 의료 집단의 환상적인 주장으로 청소년들에게 더욱더 대중적인 선택 중 하나가 될 가능성이 있다.

호주 멜버른의 모내시 대학교에서 수행된 다른 연구에서 똑같이 터무니없는 주장을 펼친 것이 있다. 2008년 1월 《미국 의사협회 저널》에 발표된 연구 논문에서, 연구원들은 비만 대사 수술의 일종인 위 밴드 삽입 수술을 받은 환자들이 일반적인 체중 감량 치료를 받은 환자들에 비해 장기적으로 당뇨병이 치료될 가능성이 5배 이상 높았다고 주장했다.

'세계 최초의 연구'라고 칭한 이 연구에서, 연구원들은 2년 동안 60명의 환자들을 상대로 연구했는데, 그중 73%에서 제2형 당뇨병이 장기적으로 '축소'되었다는 사실을 발견했다. 그에 비해 일반적인 체중 감량 치료를 받은 환자들의 경우는 당뇨병 치료율이 13%밖에 되지 않았다.

그들의 공허한 주장은 제쳐두고라도, 가장 잘못된 것처럼 보이는 사실은 모내시 대학교의 비만 연구원으로서 연구의 주요 저자인 존 딕슨(John Dixon) 박사가 수술용 위 밴드를 제조하는 기업인 앨러건(Allergan Health)으로부터 연구 보조금과 강연료를 받았다는 점이다.

따라서 딕슨 박사는 이런 주장을 할 수밖에 없었고, 그로서도 나쁠 것이 없었다. 어쨌든 그는 "앞으로 몇 년 이내에 당뇨 수술은 일반적인 치료법이 될 것이라고 생각한다"라고 말한 것으로 언론에 인용되었다.

게다가 저널에 논설을 싣는 의사들은 논문에 대해 이렇게 말했다. "당뇨 치료를 위한 수술을 통해 이미 모아지고 있는 지식들이 인슐린의 발견 이래 가장 심오한 의학적 지식이 될 것이다."

이처럼 똑같은 견해를 가진 의사들, 즉 논설위원들 역시 앨러건과 다른 기업들로부터 로마에서 열리는 당뇨 수술 콘퍼런스에 참여하기 위한 여행 보조금을 이미 받았다는 사실을 인정했다.

내가 이 두 연구에 대해 이처럼 상세하게 언급한 이유는 세 가지가 있다. 먼저 두 연구 모두 평판이 높은 의료 기관에 의해 수행되었고 권위 있는 의학 저널을 통해 발표되었다. 그러나 두 의료 기관과 의학 저널 모두 그러한 주장을 하면서, 완전히 비윤리적이었다고 말할 정도까지는 아니었지만, 지극히 무책임한 태도를 보였다.

두 번째 이유는 '절대적 진리'가 얼마나 기만적일 수 있는지를 설명하기 위해서다. 여러분이 이 두 연구 논문처럼 매우 심오해 보이는 주장을 읽게 되었다면, 아마도 상당히 높은 안목을 갖고 있었을 것이다. 그들의 주장에 숨겨진 동기가 있는지 스스로에게 질문해보라. 그로 인해 이익을 보는 것은 누구일지 생각해보라. 여러분에게 필요한 모든 정보가 전달되었는지 판단해보라. 그리고 여러분이 읽고 있는 것을 맹목적으로 믿기 전에 항상 스스로 자신만의 연구를 수행해야 한다. 설령 그것이 《미국 의사협회 저널》과 같은 권위 있는 학술지일지라도 말이다!

세 번째로 내가 짚고 넘어가려 했던 것은 당뇨병에서 '축소'라는 것은 있을 수 없다는 점이다. 위 밴드 삽입 수술 또한 제2형 당뇨를 억제하는 데 있어 자연스럽게 조절하는 방법에 비해 조금도 더 나을 게 없는 방법이다. 사실 이것은 매우 야만적인 수술로서 인간의 몸에 사용해선 안 되는 방법이다.

하지만 흔히 의학계에서 암과 관련하여 사용하는 용어인 '축소'와 같은 단어를 사용함으로써, 연구원들은 자신들의 주장을 신빙성 있게 만드는 강한 정서적 반응이 떠오르기를 기대했다.

병적인 갈망

비만 대사 수술이 이처럼 구미가 당기는 또 다른 이유는 아마도 이것이 비만에 대해 즉시 효과를 발휘하고 영구적인 해결책이 된다고 주장하는 마케팅 전략 때문일 것이다. 버튼을 누르거나 마우스를 클릭하는 것만으로도 많은 것을 얻을 수 있는 사회에서, 목적을 달성하기 위해 시간과 에너지를 쏟는 것이 몇 가지 있는데, 그중 하나가 건강이다.

하지만 해결책이 반드시 극단적인 방법일 필요도 없고, 그 실행을 위해 갑자기 엄청난 에너지를 쏟아부을 필요도 없다. 애초에 여러분을 병적인 비만으로 이끈 것이 무엇인지 생각해보면, 대부분의 사람들이 가공식품과 음료에 지나치게 의존했던 것과 신체적인 활동이 너무 없었던 것이 첫손가락에 꼽힌다.

설탕이 들어간 아침 식사용 시리얼, 파스타, 파이, 피자, 나초, 초콜릿 칩 쿠키, 과자, 튀김, 포테이토칩, 샌드위치, 햄버거용 빵과 같은 가공식품은 모두 정제된 탄수화물과 녹말가루로 만들어졌다.

비만을 이해하고 거기서 벗어나는 열쇠는 음식에 대한 갈망과 그것들이 신진대사에 미치는 영향에 있다. 음식에 대한 갈망은 여러 요인들에 의해 생기기 때문에 여러분이 어떤 종류의 갈망을 갖고 있는지, 그리고 그것을 강하게 만드는 생화학적 요소가 무엇인지 알아내는 것이 중요하다.

음식에 대한 갈망 중에서 가장 일반적인 것이 탄수화물과 설탕에 대한 갈망인데, 이것은 인슐린 수치를 통제 불능 상태로 만든다. 정제된 탄수화물, 정제 설탕, 콜라와 탄산음료에 들어 있는 감미료 등을 강박적으로 오랫동안 즐겨 먹는다면 여러분의 뇌와 혈액 그리고 몸의 화학 성분이 바뀐다. 그것은 다시 음식에 대한 갈망과 조절하기 힘든 식습관을 만든다.

독성 중독의 정도가 여러분의 몸이 통제할 수 있는 수준보다 더 많아지면, 여러분이 먹는 모든 것이 잠재적인 위협이나 독소가 될 수 있고, 여러분의 몸은 스스로를 보호하기 위해 더 많은 지방을 축적하게 된다.

그리고 시간이 지나면 많지 않은 양의 탄수화물이나 설탕으로도 체중이 불어난다. 왜냐하면 여러분이 이미 건강하지 못한 탄수화물·설탕-인슐린의 올가미에 붙잡혀 있기 때문이다.

이것이 바로 살이 찌는 과정이다. 정제된 탄수화물과 설탕을 과도하게 섭취하면 인슐린 수치가 급격히 증가하고, 이것이 '에너지 급증'을 유발한다. 인슐린 수치가 갑자기 증가하면 세포들이 혈당을 빠르게 흡수하여 예기치 못한 문제가 생긴다. 그 결과로 나타나는 피로,

권태, 무기력, 배고픔은 여러분의 몸이 혈당 수치를 높이기 위해 더 많은 탄수화물과 설탕을 갈구하도록 만든다.

그러나 여러분의 췌장은 순전히 습관의 힘으로 매 순간 갑자기 많은 양의 탄수화물이 유입되는 상황을 예측하고, 여러분이 소량의 탄수화물을 섭취해도 엄청나게 많은 양의 인슐린을 분비한다. 따라서 증가한 인슐린 수치는 식욕을 불러일으키고, 여러분은 점점 더 많은 양의 음식을 먹게 된다. 이처럼 과도한 에너지 생산과 파괴의 악순환이 지속되면서 혈당과 인슐린 수치의 균형을 맞추려는 시도는 결국 실패하고 만다.

그러는 동안 혈류 속의 과도한 포도당에는 어떤 일이 일어날까? 포도당은 지방 조직에 축적된다.

시간이 지나면 몸의 세포들은 과다한 포도당으로부터 자신을 보호하기 위해, 세포 외막에 있는 포도당 수용체의 수를 감소시킨다. 그러면 여러분의 몸에 인슐린 저항성이 생기고 결국 대사증후군이 발생하는 길을 걷게 된다.

그다음엔 여러분 몸의 인슐린, 혈당, 내분비 기능 그리고 신경 전달 물질 등이 통제 불능 상태에 빠진다. 이를 완화시켜줄 수 있는 유일한 해결책은 몸을 보호하기 위해 계속 쌓여가는 지방 조직이다. 따라서 과체중인 사람은 비만이 되고 비만인 사람은 병적인 비만 상태로 바뀌는 것이다.

이것이 몸 안에 점점 더 많은 폐색을 유발하고 결과적으로 독소를 쌓게 된다는 사실을 잊어서는 안 된다. 독성 중독이 퍼져나가면, 여러분은 심각한 질병에 걸릴 수밖에 없다.

　탄수화물에 대한 갈망은 뇌 속에 세로토닌이라 불리는 신경 전달 물질 수치가 부족해도 생길 수 있다. 이 신경 전달 물질은 기분과 수면을 조절하는 등 여러 가지 기능을 수행한다. 세로토닌 수치가 떨어지면 기분이 안 좋아지고 우울해지거나 짜증이 난다. 반대로 세로토닌 수치가 올라가면 행복감과 안정감 그리고 편안함을 느낀다.

　계절성 우울증을 겪고 있는 여성은 세로토닌 수치가 떨어졌기 때문에 우울한 느낌을 경험한다. 이 장애는 대개 햇볕이 약한 겨울에 많이 나타나기 때문에 '계절성'이라는 단어가 앞에 붙는다.

　이는 결코 우연의 일치가 아니다. 햇볕은 세로토닌의 생산을 자극하여 기분을 좋게 만든다! 뇌 속에서 이 신경 전달 물질의 수치를 늘리는 또 다른 방법이 있는데, 바로 탄수화물을 섭취하는 것이다.

　따라서 세로토닌 수치가 낮으면 탄수화물에 대한 갈망이 생길 수 있다. 세로토닌은 트립토판이라 불리는 필수 아미노산을 이용하여 뇌에서 자연스럽게 합성된다. 몸은 여러분이 섭취하는 단백질로부터 이 아미노산을 공급받는다. 하지만 트립토판은 다른 단백질을 만들거나 비타민 B_3를 만드는 등 다른 용도로도 사용되기 때문에, 뇌가 세로토닌을 합성하기 위해 언제나 충분한 양을 사용할 수 있는 것은 아니다.

　초콜릿에 대한 갈망도 세로토닌을 생산하는 데 필요한 만큼의 트립토판이 뇌 속으로 들어가게 만드는 과정에서 꽤 비슷한 역할을 한다. 초콜릿에는 카페인도 들어 있는데, 카페인은 중독성이 있다. 이것은 우울한 기분을 느끼는 많은 사람들이 강박적으로 초콜릿을 찾는 이유를 설명해준다. 초콜릿은 사람의 기분을 좋게 만든다.

설명이 너무 복잡한가? 이것은 단지 인간의 몸이 우리가 먹는 음식에 얼마나 민감한지를 보여주는 것일 뿐이다. 인간의 몸은 이러한 복잡함과 자연스럽게 수천 가지 화학적 프로세스의 균형을 유지하는 엄청난 능력을 갖고 있지만, 우리는 가공식품과 음료, 산성 식품 그리고 불규칙한 식습관과 수면 습관 등으로 이러한 능력을 망가뜨리고 있다.

여러분이 한 조각의 피자나 파이를 먹는 순간마다 깨닫지 못하는 것은, 아주 적은 양으로도 몸의 생화학적 균형을 혼란스럽게 만들 수 있다는 사실이다. 우리는 신진대사, 즉 몸의 생화학적 균형의 망가진 영향을 그 즉시 직접 느끼지 못하기 때문에 이러한 사실을 잘 깨닫지 못한다.

독성 중독이 몸이 견딜 수 있는 한계점을 넘어가고 자멸적인 비만의 악순환이 나타나는 순간, 많은 사람들이 체중 감량 수술이라는 야만적인 방법을 선택한다!

자연으로 돌아가라

나는 왜 사람들이 의사들로 하여금 자신의 내장 기관을 잘라 엉망진창으로 만들고, 더 나아가 몸의 생화학적 균형을 망가뜨리도록 허용하면서 비만 문제를 해결했다고 주장하는지, 그러면서도 종종 생화학적 불균형, 감염 그리고 심지어 죽음까지 초래하는지 그 이유를 모르겠다.

　무엇보다 여러분의 식단에서 가공식품과 설탕이 들어간 음료를 즉시 빼버리고, 과일이나 채소 같은 건강한 음식으로 바꿔야 한다. 여러분의 식단에서 기름진 동물성 단백질과 지방은 물론이고 정제된 탄수화물과 설탕 및 액상과당을 제거하면, 여러분의 몸에 즉시 엄청난 변화가 생길 것이다.

　그렇게 하면 음식에 대한 갈망을 없앨 수 있고 체중 감량이 빠르게 시작된다. 또한 이것은 내가 책 뒷부분에 설명하게 될 자연스러운 해결책들과 병행할 필요가 있다.

　식단에 변화를 주는 것과 함께, 하루 종일 영양이 풍부한 소량의 음식을 섭취함으로써 식욕과 혈당 수치를 안정시키는 것이 중요하다. 영양 결핍으로 고통을 겪는 사람이나 특정 영양소의 불균형이 있는 사람은 그러한 불균형이 해소될 때까지 영양 보충제를 복용할 수도 있다.

　시중에서 천연 영양 보충제를 구입할 수 있는데, 여러분의 몸이 필요로 하는 만큼만 복용하는 것이 중요하다.

　규칙적으로 육체적인 활동이나 운동을 해도 탄수화물에 대한 갈망을 제거할 수 있다.(제12장 참조) 매일 하는 가벼운 산책은 뇌의 화학적 균형을 엄청나게 변화시키고 건강한 뇌 화학물질의 생산을 촉진한다. 이것은 효과가 매우 좋아서 여러분은 자연스럽게 더 건강한 식습관과 생활 방식을 선택할 수 있는 용기가 생기는 것을 느끼게 될 것이다.

　그러나 대부분의 의사들이 이런 좋은 방법이 있다는 것을 알려주지 않을 것이다. 그저 한 5분 정도 식단과 운동에 대한 일반적인 연설을 한 후, 병적인 비만을 가진 사람들에게 '최후의 수단'으로 수술을 선택하도록 권한다.

많은 의사들이 윤리적 가이드라인을 준수하지 않은 채, 환자들이 두려움 때문에 수술을 포기하는 것이 두려워 그처럼 과격한 수술의 위험성과 결과를 설명해주지 않는다.

비만 대사 수술을 강요하는 현대의 의사들은 이윤 때문에 무서운 얼굴로 환자들을 협박한다. 이것은 한창 성장하는 산업으로, 비용이 훨씬 적게 드는 나라에 외주를 주어 높은 수준의 의료 서비스를 받을 수 있도록 하는 '의료 관광'에서 비롯되었다.

아시아의 많은 나라에서 미국에서 수술을 받을 때보다 훨씬 적은 비용으로 비만 대사 수술이나 기타 외과적 수술을 받을 수 있다. 인도, 싱가포르, 필리핀 같은 나라에는 서구의 의료 기관에서 수련을 받은 의사들이 서구의 일부 대형 병원에 견줄 만한 최첨단 의료 시설을 갖추고 손님을 기다리고 있다.

미국의 일부 민간 보험회사들은 이런 추세를 더욱 장려하기 위해, 국외에서 수술을 받는 경우에 한해 관상동맥 우회 수술과 같은 특정 의료 기술에 대한 의료 혜택을 제공하기 시작했다. 대기업 역시 계열사들에 이런 제도의 선택을 장려하면서 '의료 관광' 사업 대열에 뛰어들고 있다. 비용 측면의 이점과 일부 아시아 국가에서 이용할 수 있는 전문 의료 기술의 발달로 인해, 서구 사람들이 미용 성형 수술을 받기 위해 아시아 국가를 선택하는 것은 이미 여러 해 전부터 일반적인 관례가 되었다. 지금은 무릎 관절 교체 수술이나 고관절 수술, 치아 치료, 장기 이식 그리고 물론 체중 감량 수술 등이 이들 국가에서 일상적으로 이뤄지고 있다.

나는 체중 감량 수술을 선택하는 사람들이 말하는 명분, 즉 자신들이 '할 수 있는 모든 것을 다 해봤다'는 주장을 전혀 이해할 수 없다. 나는 이런 주장을 하는 사람들은 자연이 스스로 해결할 수 있는 공정한 기회를 주지 않았을 거라고 확신을 갖고 말할 수 있다.

때로는 해결책이 너무 단순하고 언제든 자유롭게 사용할 수 있는 것이어서 오히려 우리가 그것을 간과하는 경우가 있다. 이 책 앞부분에서 이미 논의했듯이, 과체중이거나 비만인 사람들은 독성 중독 때문에 고통을 겪고 있는 것이고, 독소가 혈류에 녹아들어가는 것을 방지하기 위해 지방 조직이 그것들을 저장하는 장소로 바뀐 것이다.

건강하지 못한 식단 외에 독성 물질이 축적되는 원인으로는 나쁜 수면 습관, 지나친 자극, 만성 스트레스 그리고 정서적인 독성 효과 등이 있다.

독성이 가득한 생활 습관은 말 그대로 수년간에 걸쳐 형성된 것이기 때문에, 자연스러운 방법으로 이 습관을 바꾸려면 몇 주 혹은 몇 달이 걸릴 수 있다.

핵심은 선택의 문제다. 그러나 과체중이거나 비만인 상태의 많은 사람들은 음식과 치유 그리고 체중 감량과 영양에 대한 정보에 쉽게 접근할 수 없으므로, 자연스럽고 건강한 선택을 하지 않을 수도 있다.

때문에 그들은 비만 대사 수술 없이도 자연스럽고 건강한 삶으로 돌아갈 수 있는 지극히 자연스러운 방법이 있다는 것을 모른다.

이런 식으로 생각해보자. 굶어 죽을 정도로 음식을 먹지 않는 것은 건강한 체중 감량, 즉 자연스러운 체중 감량 프로그램이 될 수 없다. 인간의 몸은 여분의 위장 조직이나 장 조직을 갖고 있지 않다. 어느 누구도 위장의 4분의 3을 제거해도 괜찮을 만큼 여분의 위장 조직을 갖고 태어나지는 않는다.

비만을 극복하는 것은 영양상의 도전이며 생활 방식에 대한 도전이다. 몸에서 필수적인 장기를 제거하는 것으로는 이 문제를 결코 '해결'할 수 없다.

제7장
설탕에 대한 집착

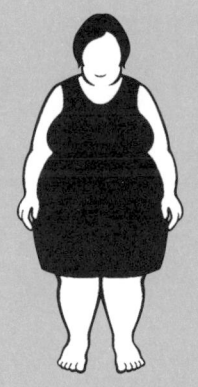

설탕 중독

설탕이 에너지를 생산하는 간편하고 훌륭한 식품이라는 생각은 텔레비전이 생긴 이래 서구 사회가 열광해온 잘못된 믿음이다. 사실 백설탕 혹은 정제 설탕이라는 한 단어로 매우 영악하게 자신을 위장한 것만 제외하면 이러한 생각은 사실일 수도 있다.

정제 설탕은 매우 큰, 정말 매우 큰 오해를 불러일으킬 수 있는 단어다. 그리고 미각에 대한 설탕의 영향력은 너무 강력해 정제 설탕은 미국에서 비만이 급속히 확산되는 데 결정적인 역할을 한 식재료 중 하나가 되었다.

우리는 설탕에 대한 논의를 진행하면서 설탕이 천연 식재료라는 잘못된 믿음에 대해 살펴볼 것이다. 또한 우리는 정제된 백설탕이 지금까지 연구원들의 의심해온 것보다 더 심각하게 몸에 해를 끼친다는 사실을 밝혀낸 최근의 연구 결과를 검토해볼 것이다.

정제된 백설탕은 마치 양념이나 조미료처럼 음식 재료로 흔히 사용된다. 대부분의 사람들이 최소한 그렇게 생각한다. 그러나 사실 정제 설탕은 빵이나 아침 식사용 시리얼, 마요네즈, 샐러드용 드레싱, 땅콩

버터, 케첩, 스파게티 소스, 전자레인지용 즉석식품 등 많은 가공식품들을 만들 때도 사용된다.

그렇다면 정제 설탕이 우리의 건강에 그토록 해로운 이유는 무엇일까? 당분에는 (곡물, 과일 및 채소에 들어 있는) 포도당, (혈액에 함유된 포도당인) 혈당, (인공적으로 합성된 것을 포함한) 과당, 젖당(유당, 락토오스), 맥아당(말토오스), 그리고 (녹말을 이용해 인공적으로 합성한 옥수수당인) 결정 포도당 등 여러 종류가 있다.

자당(蔗糖)은 야자나무, 사탕단풍(메이플), 사탕무, 사탕수수 등을 포함한 여러 가지 녹색 식물에 천연적으로 들어 있다. 사탕수수와 사탕무는 통상적으로 중요한 설탕의 원료다.

하지만 '자당'이라는 단어가 식품 포장지에 적혀 있다면, 그것은 대부분 몸에서 만들 때는 전혀 필요 없는 이산화황, 인산 및 수산화칼슘으로 사탕수수즙을 처리하여 공장에서 만들어진 제품을 의미한다.

바로 이것이 정제된 백설탕이 우리 몸에 '헛칼로리'를 쏟아붓는 이유가 된다. 우리가 백설탕을 '헛칼로리'라고 부르는 이유는 사탕수수즙을 정제하는 과정에서 모든 영양 성분, 즉 비타민, 미네랄, 염분, 섬유질, 단백질 등을 제거하기 때문이다.

따라서 그것이 어떤 것이든 정제 설탕이 들어간 식품을 먹거나 마시면, 그야말로 아무 영양분이 없는 칼로리 덩어리를 섭취하는 셈이다. 물론 설탕이 들어간 음식이나 차 혹은 케이크의 맛은 환상적이겠지만, 그것이 어떻게 여러분의 건강을 해치는지 잘 생각해봐야 한다.

절대로 실수해선 안 된다. 생명력이 결여된 이 작은 백색 결정으로 인해 여러분의 몸은 스스로를 보호하기 위해 특별한 응급수단을 강구할 수밖에 없게 된다. 정제 설탕을 한 스푼 먹을 때마다 여러분은 제2형 당뇨병이나 비만 혹은 심장 질환에 한 걸음 더 다가가는 것이다.

그것이 어떤 것이든 정제 설탕을 감미료로 사용한 음식이나 음료를 섭취하게 되면, 여러분의 몸으로 폭주해 들어간 설탕이 즉각적인 화학적 불균형을 만들어낸다. 정제 설탕에는 일반적인 음식물이나 채소와 달리 비타민과 미네랄이 전혀 없기 때문이다.

정제 설탕은 그 화학적 성분 때문에 혈액을 산성으로 만들고 산-염기의 균형에 변화를 일으킨다. 산-염기의 균형은 매우 섬세하고 정교하게 유지되기 때문에, 몸은 혈액의 산-염기 평형을 회복시키기 위해 거의 즉각적으로 신경계를 통해 여러분의 뼈와 치아에 저장된 나트륨, 칼륨, 마그네슘, 칼슘 및 비타민 B 복합체를 요구한다.

많은 양의 가공식품이나 사탕, 과자, 콜라 등을 지속적으로 섭취할 때 여러분의 몸은 정제 설탕 중독 상태에 빠지고, 몸은 과도한 양의 설탕을 글리코겐 형태로 간에 쏟아붓는다.

간이 포화 상태가 되면, 이 장기에서 여분의 글리코겐이 지방산의 형태로 혈류 속에 방출되고, 이 지방산은 다시 지방 조직이나 지방세포의 형태로 복부, 엉덩이, 가슴 및 허벅지에 축적된다.

콜라나 과자를 매일 먹는 식단의 일부분으로 삼으면 지방산이 심장이나 신장 쪽으로 흘러가게 된다. 그러면 이들 장기에 폐색이 발생하고 장기 주변에 지방 조직이 축적된다. 그다음 과정은 이들 장기의 퇴행이다.

결국 순환 기관과 림프 기관이 과부하 상태에 빠지고 마침내 어느 한 군데가 고장 날 때까지 독성 중독이 퍼지게 된다.

정제 설탕에 의한 당분의 폭주는 마치 정제 탄수화물의 경우에서처럼 혈당 수치를 크게 증가시키면서 혈액 속으로 밀려들어온 포도당을 몸의 세포들에 운반시킬 목적으로 췌장에서 갑자기 많은 양의 인슐린이 분비되도록 만든다. 결과적으로, 세포들이 너무 빠르게 혈당을 흡수하여 혈액 내에서 갑작스러운 혈당 강하가 발생하는데, 몸은 이것을 '음식 기근'으로 받아들이게 된다.

혈액 속 미량 영양소의 부족을 동반한 혈당 수치의 급격한 오르내림은 음식에 대한 갈망을 이끌어낸다. 음식에 대한 갈망이 영양분의 부족에서 비롯되지 않는다는 사실을 주목하기 바란다. 음식에 대한 갈망은 섭취한 영양소의 불균형 때문에 일어나는 것이다. 이것은 여러분이 스스로 빼앗은 것을 다시 요구하는 몸의 방식이다.

역설적인 것은 여러분의 몸이 더 많은 설탕이나 탄수화물을 요구한다는 점이다. 그러나 몸이 정말 필요로 하는 유기농 혹은 제대로 된 형태의 당분과 탄수화물 대신, 여러분은 더 많은 양의 정제 설탕과 정제된 탄수화물을 섭취하고, 이것은 결핍이 더 심각한 결핍을 낳는 악순환을 연출한다.

만일 이 같은 시소 효과가 수년 동안 지속된다면, 인슐린과 혈당의 균형을 영구적으로 손상시키게 된다. 그것은 결과적으로 여러분의 몸이 인슐린에 대한 저항성을 갖게 만든다. 따라서 지금은 여러분이 과체중 상태가 아니어도 당뇨병에 걸릴 가능성이 높아진다. 인슐린 저항성은 제2형 당뇨의 핵심이다.

어떤 사람들의 경우에는 수년 동안 정제 설탕을 과다 섭취하는 것이 저혈당증의 원인이 되기도 한다. 설탕이 혈액 속에서 심각한 설탕 부족을 초래하는 것이다! 이것은 설탕의 폭주가 있을 때 증가한 인슐린이 혈류 속의 포도당을 너무 빠르게 제거해버리는 바람에 혈당 수치가 위험할 정도로 떨어지는 결과를 초래하여 나타나는 증상이다.

피해는 여기서 멈추는 것이 아니다! 정제 설탕은 콜레스테롤과 지방산이 대사되는 프로세스를 방해하여 혈청 트리글리세리드 수치가 증가하는 원인이 되기도 한다.

이는 몸의 면역 체계에 결함을 만들고 약화시킨다. 어떻게 이런 일이 벌어지는 것일까? 혈당 수치가 건강한 수준을 넘어설 정도로 높아지면, 포도당 분자들이 세포 속으로 들어가기 위해 비타민 C와 경쟁을 벌인다. 이것은 포도당 분자와 비타민 C가 모두 유사한 화학적 구조를 갖고 있기 때문이다. 이 경쟁의 승자가 결국 포도당이 된다.

비타민 C는 백혈구를 건강하게 유지하는 역할을 하기 때문에, 몸에 이와 같은 필수 비타민이 부족해지면 면역 체계가 약해지고 자연히 질병에 취약해진다.

비타민 C는 지방 대사를 용이하게 만들고 조직을 활성 산소의 피해로부터 보호한다. 비타민 C는 특정 아미노산을 신경 전달 물질로 변환시키는 방법으로 신경계를 강화시킨다. 또한 상처 치료에 도움을 주고 염증과 통증을 약화시키며, 뼈의 건강을 위해서도 필요하다.

케이크나 과자를 많이 먹은 뒤 콜라 한 캔으로 입가심을 한다면, 여러분은 스스로를 질병의 구렁텅이에 빠뜨리는 것이다.

여러분이 더 많은 양의 설탕을 섭취할수록 행복해지는 것은 설탕 제조업자들뿐이다. 그리고 제1차 세계대전은 그들에게 설탕이 즉각적인 에너지의 원천이라는 주장을 펼칠 기회를 제공했다. 따라서 이번 장을 시작하면서 제시했던 잘못된 믿음이라는 주제로 돌아가보자.

정제 설탕은 단지 몇 분 안에 '엄청난 에너지'를 공급한다. 이를 채소와 통곡물에 들어 있는 복합당과 탄수화물의 상대적으로 느린 소화 및 대사 과정으로 인한 점진적인 포도당 공급과 비교해보자.

전쟁에 참가한 군인들에게는 전투하는 동안 에너지를 북돋우기 위해 설탕이 보급되었고, 그로 인해 설탕이 엄청나게 체력을 증진시킨다는 반쪽짜리 진실에 힘을 실어줬다.

불행히도 우리는 인간의 몸을 은행 계좌처럼 여기는 지경에 이르고 말았다. 이렇게 된 데에는 1920년대의 미국에 책임이 있다. 비만과 당뇨의 상관관계가 명확해진 것은 바로 이즈음이다. 그리고 의사들이 말한 문제의 장본인은 칼로리였다.

따라서 체중 감량 제품, 체중 감량 프로그램 혹은 체중 감량 '전문가'가 유행한 것처럼 칼로리를 계산하는 것이 유행하게 되었다. 바야흐로 칼로리를 계산하는 것이 국가적 관심사 중 하나가 된 것이다.

이런 추세가 오늘날까지 계속되면서 가공식품과 포장 식품에 들어 있는 나머지 독성 재료들을 숨기기 위해 '칼로리'를 사용하는 식품 제조업자나 음료 제조업자들에겐 큰 기쁨이 되고 있다. 그리고 진실을 모르는 대중들은 최소한 40년 이상 말 그대로 쓸모없는 이 재료를 먹고 살아왔다.

이러한 술수는 우리를 혼란시키기 위해 (FDA의 암묵적인 승인 아래) 매우 신중하게 디자인된 식품 포장지 라벨에 가장 잘 반영되어 있다.

식품에 들어 있는 정제 설탕을 은폐하기 위해 식품업자들이 일상적으로 사용하는 술책 중 하나가 다음과 같은 것이다. 즉 정제된 설탕과 탄수화물이 모두 들어 있는 식품의 성분을 표시할 때, 그들은 설탕을 탄수화물에 포함시켜 표시한다(감자나 쌀 혹은 밀에는 당분과 전분이 들어 있다는 사실을 알아야 한다). 그야말로 기만적인 행동이라고 생각하지 않는가?

중요한 것은 여러분이 가공식품을 통해 섭취하는 탄수화물의 절반 이상이 공장에서 만든 당분(자당, 액상과당 등)이 감미료로 첨가된 형태라는 사실이다.

또한 여러분의 집 근처 슈퍼마켓에서 사 먹는 일반 식품들에 정제 설탕이 함유되었다는 사실을 알고 있었는가? 과일이나 채소 통조림 그리고 토마토 주스, 시리얼, 수프, 특정한 형태의 육류, 땅콩버터, 피자, 샐러드 드레싱, 스파게티 소스 등에는 모두 정제 설탕이 들어 있다. 심지어 한 스푼의 케첩에도 한 티스푼 정도의 정제 설탕이 들어 있다. 따라서 여러분이 맛있게 먹는 매운맛 핫도그에도 꽤 많은 양의 정제된 화학물질(정제 설탕)이 포함되어 있는 것이다.

이것이 끔찍하게 느껴지지 않는다면, 식재료로 애용되는 액상과당에 대한 다음의 몇 가지 충격적인 사실들을 읽어보기 바란다.

과당: 옥수수를 이용한 속임수

1970년대는 일반적인 미국인들에게 그랬던 것처럼 미국 식품 가공 산업에도 중요한 분수령이 되는 시기였다. 이 시기는 일본 과학자들이 획기적인 발견을 한 시기로 항상 기억될 것이다. 그들은 옥수수 전분을 이용해 음식과 음료의 맛을 풍부하게 만들고, 방부제의 효과를 갖고 있어서 유통 기한을 늘릴 수 있는 감미료를 인공적으로 만드는 방법을 발견했다.

그들이 발견한 새로운 재료에는 고과당 옥수수 시럽(액상과당)이라는 명칭이 붙여졌고, 이 감미료는 미국인들이 벌이는 비만과의 전쟁에서 공적 제1호가 되었다.

그러나 액상과당이 지금처럼 애용된 원인은, 그것이 가진 화학적 특성보다는 경제적 가치에 있다. 이것은 식품 제조업자와 미국 정부 그리고 소비자들에게 매우 구미가 당기는 것이었다.

결국 값비싼 사탕수수로 만든 설탕을 대체할 수 있어 모든 사람들에게 경제적인 이득을 주는 감미료가 탄생한 것이다. 액상과당은 가공식품과 음료 산업에서 가장 선호하는 감미료가 되었다.

미국은 사탕수수로 만든 설탕을 다른 나라에서 수입하고 있는데, 높은 관세는 식품 제조업계의 이익을 축내고 있다. 그에 비해 옥수수 전분은 이미 자체적으로 생산되고 있었다(옥수수는 미국에서 가장 많이 생산되는 농작물 중 하나다). 액상과당이 모든 사람들의 비용을 절감해 주는 존재가 된 것이다!

액상과당은 무엇인가?

기본적인 것을 먼저 짚고 넘어가자. 천연 설탕인 과당은 과일에 풍부하다. 과일에서 단맛이 나는 것은 과당이 들어 있기 때문이다. 그러나 과일에는 다른 천연 영양소들과 함께 많은 양의 식물성 섬유질도 들어 있어서, 이 천연 감미료와 에너지원이 혈류 속으로 들어가는 속도를 조절할 수 있다.

그러나 액상과당에 들어 있는 과당은 천연 물질이 아니다. 액상과당은 과일에 들어 있는 과당과는 전혀 다른 것이다. 액상과당은 효소를 이용하여 옥수수 전분과 옥수수 시럽에 들어 있는 포도당을 가공식품 제조업자들이 '과당'이라고 부르는 물질로 변환시키도록 화학적으로 합성된 분자다.

그 결과 만들어지는 시럽은 90%가 과당인데, 이것은 오직 포도당만으로 구성되어 있는 천연 시럽을 가공하여 과당의 비율이 42~55%가 되도록 만든 혼합물이다. 그 나머지는 포도당이다.

식탁용 설탕, 즉 정제된 백설탕이 이와 유사한 성분비를 갖고 있는데, 정제 설탕에는 포도당과 과당이 모두 들어 있다. 그 둘의 차이점이 있다면 액상과당은 여러분이 마시는 대부분의 탄산음료와 과일 음료에 들어가 있고, 정제된 백설탕에 비해서 중독성이 더 강하다는 점이다(그렇지 않을 경우에는 더 해로운 인공 감미료인 아스파탐이 들어 있을 것이다).

게다가 액상과당은 탄산음료의 주재료여서, 여러분이 그것을 한 모금 마실 때마다 천연 상태의 음식을 천천히 먹을 때에 비해, 실제로 훨씬 더 많은 칼로리를 섭취하는 것이 된다.

액상과당의 문제점

액상과당이 가진 문제점은 그것이 대사 과정을 거쳐 지방과 트리글리세리드로 변환되는 것이 정제 설탕에 비해 더 쉽고 빠르다는 점이다. 또 대부분의 과당은 과일 주스나 탄산음료와 같은 액체 상태로 섭취되기 때문에 해로운 대사 효과가 더욱 배가된다.

액상과당은 정제 설탕과 달리 식욕을 멈추게 하지 않는다. 액상과당은 몸이 스스로 식욕을 조절하는 '안전 호르몬'인 렙틴에 대해 저항성을 갖도록 만든다.

따라서 케이크나 과자, 젤리, 요구르트 혹은 심지어 빵이나 육류처럼 여러분이 먹는 모든 가공식품을 섭취할 때, 혀의 감각세포(미뢰)들은 호화로운 맛을 음미하겠지만, 여러분의 위장과 작은창자에는 영양가가 전혀 없고 비만, 대사증후군, 당뇨, 신장 질환, 골관절염 및 기타 질병들을 촉진하는 무언가로 가득 차게 된다. 그리고 액상과당은 여러분이 언제쯤 충분히 식사했는지 전혀 알 수 없게 만들기 때문에 중독성이 강하다!

최근의 연구 결과는 액상과당이 이전에 알려진 것보다 훨씬 더 해로울 수 있다는 점을 지적한다. 2009년 9월에 발표된 두 개의 연구 결과에서는 액상과당과 고혈압의 관련성이 밝혀지기도 했다.

액상과당과 고혈압   스페인의 마테오 오르필라 병원에서 연구를 수행한 콜로라도 대학교 덴버 캠퍼스의 과학자들은, 74명의 남성들에게 평상시 식단에 200g의 과당을 추가하도록 관리하면서 연구를 진행했다. 이것은 대부분의 미국인 성인이 날마다 섭취하는 50~70g보다 훨씬 더 많은 양이다. 9월에 열리는 미국 심장협회에 앞서 자신들의 연구 결과를 발표하면서, 연구원들은 추가로 과당을 섭취한 표본집단의 혈압이 상당히 높아졌으며, 그에 반해 추가로 과당을 섭취하지 않은 집단은 정상적인 혈압을 나타낸다는 사실을 발견했다.

오하이오의 또 다른 연구원들은 실험용 생쥐를 대상으로 물과 혼합된 과당의 영향을 연구했는데, 자신들의 연구 결과를 인간에게 확장하면서 밤에 정크푸드와 탄산음료를 섭취하는 사람들이 그렇지 않은 사람들에 비해 체중이 증가할 가능성이 매우 높다는 점을 지적했다.

액상과당과 마비   과당이 들어 있는 콜라와 가공식품은 근육 피로를 유발할 수 있고, 심지어 근육 마비를 일으키기도 한다. 이것은 《국제임상진료 저널(International Journal of Clinical Practice)》 2009년 5월호에 연구 보고서로 발표되었다. 그리스 이오안니나 대학교 연구팀에 의하면, 과도한 콜라 섭취는 저칼륨혈증, 즉 혈중 칼륨 수치가 위험 수준까지 떨어지는 결과를 초래할 수 있다고 한다.

연구 논문의 저자인 모세스 엘리사프(Moses Elisaf) 박사에 의하면,

이 증상은 콜라에 함유된 과당이나 카페인 중 하나 혹은 둘 모두에 의해 유발될 수 있다. 연구에서는 비록 과당도 설사를 유발하는 경향 때문에 저칼륨혈증의 원인으로 의심받고 있기는 하지만, 카페인이 저칼륨혈증의 주원인이라고 밝혔다.

나는 이 책 뒷부분(제12장)에 카페인이 신경 독소인 이유에 대해 상세히 기술했다. 덧붙여 더 나쁜 소식이 우리를 기다리고 있다. 콜라를 즐겨 마시는 사람들은 카페인 중독, 불안정, 불면증, 수전증, 심계항진 즉 빠른 심장 박동, 그리고 드물지만 사망에 이를 가능성이 높다.

설탕과 유전 2003년에 인간 게놈 프로젝트 결과가 발표되었을 때, 과학자들은 인간의 몸을 상세히 파악할 수 있을 것으로 기대했다. 하지만 생명체의 유전 정보가 기록된 이중나선을 완벽하게 이해하려면 아직도 갈 길이 멀어 보인다.

예를 들어 호주의 베이커 IDI 심장 당뇨 연구소(Baker IDI Heart and Diabates Institute) 연구원들은 여러분이 한 캔의 콜라를 마시거나 가공식품을 섭취할 때처럼 몸이 '설탕의 폭주'를 경험할 때, 여러분의 유전자는 최대 2주까지 기억한다는 사실을 2009년에 발표했다.

그들의 연구 결과는 《실험의학 저널(*Journal of Experimental Medicine*)》에 발표되었고, 연구원들은 정제 설탕이나 액상과당을 갑자기 많이 섭취할 때 몸의 자연스러운 대사 과정에 변화를 초래하는데, 이 대사 과정들이 그런 상황만 아니라면 당뇨와 심장 질환으로부터 몸을 보호하는 역할을 한다고 설명했다.

연구 결과에 의하면, 유전자 수준에서 실질적인 '충격'을 준 이후에도 이때 발생한 변화들은 꽤 오랫동안 지속되며, 건강하지 못한 식습관이 계속될 경우 인간의 DNA를 영구적으로 변화시킬 수도 있다고 한다.

이 연구는 후성유전학 분야의 연구원들이 한동안 의심해왔던 것, 즉 우리의 유전자가 우리를 인간으로 만드는 기본 틀을 우리에게 제공한다는 생각과 관련이 있다. 그러나 유전자의 발현, 즉 여러분의 유전자가 자신을 표현하는 방식은 식단, 만성 스트레스, 수면 습관 그리고 심지어 여러분의 사고방식과 같은 환경에 의해 바뀔 수 있다.

식품 라벨의 함정

가공식품 제조업자, 설탕 제조업자 그리고 액상과당 제조업자들은 모두 한통속으로 미국 대중을 속여 수십 년 동안 거짓말 꾸러미들을 구매하도록 만들어왔다.

식품 포장지의 공간을 채우기 위한 치열한 노력의 결과물 중 하나가 '천연'이라는 단어를 포장지 어딘가에 적어 넣는 것이다. 가공식품의 치명적인 영향에 대한 미국 대중들의 의식 수준이 올라간 상태에서, 식품 제조업자들이 식품 포장지에 적는 문구만 보면 그들은 '자연'으로 돌아가 '순수한 천연' 재료만을 사용하려고 노력해온 것처럼 보인다.

유기농 식품이나 천연 식품의 인기가 높아지자, 설탕과 액상과당을 제조하는 업체들은 모두 정제 설탕과 액상과당이 '천연 감미료'라고 주장했다.

정제 설탕 제조업자들은 자신들이 사용하는 재료가 '천연 재료'를 이용하여 만든 것이라는 주장을 지금까지 해오고 있다. 그들의 주장을 자세히 들여다보면, 그들의 주장은 사실일 수도 있고 거짓일 수도 있다.

90% 이상이 사탕수수와 사탕무를 이용하여 만들고 각종 비타민과 미네랄 역시 그것을 원료로 하는 정제 설탕이 천연 재료, 즉 사탕수수와 사탕무를 이용하여 만든 제품인 것은 사실이다. 그러나 설탕 제조업자들은 교묘한 광고 전략을 통해 '정제 설탕'이 천연 식품이라는 인식을 우리에게 심어주려고 끊임없이 애써왔다.

그렇다면 FDA에서 '천연' 재료로 인정하는 것은 어떤 것들일까? FDA에 의하면 "'천연 제품'은 그 근원이 무엇이든 인공 착향료나 인공 색소 등과 같이 일반적으로 식품에 들어 있을 것으로 여겨질 수 없는 인공 재료나 합성 재료가 하나도 첨가되지 않은 제품을 말한다"고 정의되어 있다.

다시 말해서, FDA는 색소나 합성 재료 혹은 인공 착향료가 들어 있는 것을 제외하곤 '천연'이라는 용어를 사용하는 데 아무런 제한을 가하지 않고 있다는 것이다.

위에서 언급한 두 문장에는 여러 가지 문제점이 있는데, 가장 중요한 것이 너무 모호한 기준이다. 어쨌든 정제 설탕과 액상과당에는 천연이라고 할 만한 것이 아무것도 없음에도 불구하고, 그것들은 식품용 색소나 착향료로 분류되지 않는다.

'천연 감미료' 시장은 수십억 달러를 두고 격전을 벌이는 곳으로, 설탕 제조업자와 옥수수 재배 농가들의 집 안에는 돈이 마를 날이 없다.

제8장

잘못된 것 바로잡기

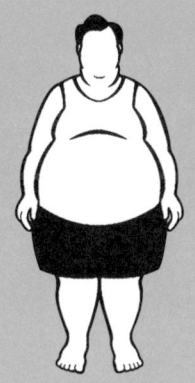

콜레스테롤에 대한 잘못된 믿음

제약업계가 질병을 얼마나 사랑하는지는 아무도 모른다! 게다가 용의주도한 술수를 사용하여 잘못된 믿음을 만드는 것을 특히 좋아하는데, 그중 많은 것들이 현대 의학의 기준이 되었다.

바로 이것이 우리 대부분이 '콜레스테롤'이라는 단어를 두려워하게 된 이유다. 우리는 콜레스테롤이 건강에 해로우며, 그것이 비만은 물론이고 심장마비나 뇌졸중을 비롯한 여러 형태의 심혈관계 질환을 일으킨다는 말을 귀에 못이 박이도록 들어왔다.

그리고 콜레스테롤에는 두 가지 종류가 있는데, 하나는 '좋은' 콜레스테롤이고 다른 하나는 '나쁜' 콜레스테롤이라는 말도 많이 들어왔다. 또 콜레스테롤 수치가 높은 것이 심장 질환의 가장 큰 원인이라는 말도 많이 듣는다.

마지막으로 결정적인 것이 하나 더 남았다. 현대 의학에서는 콜레스테롤 수치가 높아졌을 때 특정한 약을 먹으면 콜레스테롤 수치를 효과적으로 낮출 수 있어 심장 질환이 발생할 위험을 크게 감소시킨다고 말한다.

여기서 내가 이 중 상당 부분이 실제로는 사실이 아니라고 말한다면 어떻게 될까? 내가 만약 콜레스테롤이 아니라 정제 설탕이 혈관 질환과 관상동맥 질환을 일으키는 주범 중 하나라고 말한다면 어떻게 될까?

문제의 출발점부터 다시 시작해보자. 콜레스테롤과 심장 질환의 연관성을 깨뜨리는 것에서 출발하여, 콜레스테롤이 비만과 관상동맥 질환을 일으키는 '나쁜 것'으로 만든 잘못된 믿음에 대해 탐구해보자.

콜레스테롤이란 무엇인가? 콜레스테롤은 기름지고 지방이 많은 물질로, 여러분이 먹는 음식에서 나오기도 하고 간에서 만들어지기도 한다. 동물성 단백질이나 가금류 혹은 유제품은 콜레스테롤의 훌륭한 공급원이다. 또 다른 공급원은 간인데, 간은 몸이 필요로 할 때 콜레스테롤을 만들기도 하고 혈류에 있는 콜레스테롤의 양을 조절하기도 한다.

좋은 콜레스테롤과 나쁜 콜레스테롤 우리는 두 종류의 콜레스테롤, 즉 '좋은' 콜레스테롤과 '나쁜' 콜레스테롤이 있다는 말을 끊임없이 들어왔다. 이것은 매우 합당한 두 가지 이유 때문에 사실이 아니라고 할 수 있다. 우리가 좋은 콜레스테롤 혹은 나쁜 콜레스테롤이라고 부르는 것은 사실 고밀도 리포 단백질(HDL)과 저밀도 리포 단백질(LDL)이다.

HDL과 LDL은 콜레스테롤이 아니다. 이것들은 콜레스테롤과 결합한 단백질 분자들로, 혈류를 통해 간으로부터 몸을 이루는 수십조 개의 세포들에 콜레스테롤을 운반한다. 콜레스테롤은 지방 성분이고 수분을 기초로 하는 혈액에 쉽게 섞이지 않아 이러한 운반체를 필요로 한다.

LDL은 현대 의학에 의해 동맥 내벽에 쉽게 달라붙을 뿐 아니라 플라크(plaque)가 축적되게 만드는 것처럼 여겨졌기 때문에 나쁜 평판을 듣는다. 이에 비해 HDL은 동맥에서 LDL을 떼어내고 그것을 다시 간으로 운반하여 재생시키도록 만드는 능력을 갖고 있기 때문에 '좋은' 콜레스테롤이라는 얘기를 듣는다.

그러나 진실은 LDL과 HDL 모두 좋은 것도 아니고 나쁜 것도 아니라는 것이다. 콜레스테롤은 세포막이나 세포벽을 구성하는 기본적인 성분이다. 콜레스테롤은 세포막을 새로 만들거나 재건할 때, 그리고 세포막이 투과성과 유동성을 갖도록 만들 때 필요하다. 또한 콜레스테롤은 담즙산, 스테로이드 호르몬 그리고 여러 가지 지용성 비타민을 생산하거나 합성할 때도 매우 중요한 성분이다. 콜레스테롤은 '나쁜' 것이 아니라 '좋은' 것이다.

인슐린과 렙틴 인슐린과 렙틴은 몸의 서로 다른 두 장기, 즉 췌장과 지방 조직에서 생산되는 호르몬이다. 인슐린은 혈당 수치를 조절하고, 렙틴은 여러분이 충분한 양의 음식을 먹었을 때 포만 반응을 유발하여 식욕을 조절한다.

과체중이거나 비만인 사람 그리고 당뇨병이 있는 사람은 인슐린 저항성이나 렙틴 저항성을 갖는 경우가 종종 있다. 이것은 점점 더 살이 붙고 비만을 악화시키는 결과를 초래하는, 멈출 수 없는 자멸적 순환을 유발한다.

이들 호르몬이 어떻게 해서 심혈관계 질환과 연관되어 있을까? 연구 결과는 인슐린 저항성과 렙틴 저항성이 수많은 '작고 치밀한' LDL 알갱이들의 형성을 초래한다는 사실을 보여준다. 이들 미세한 LDL 알갱이들은 동맥 내벽, 즉 내피의 간극 결합 안에 있는 세포들 사이를 비집고 들어간다.

이곳에 자리 잡은 알갱이들은 산패(酸敗)하는 경향이 있다. 이것은 동맥 내벽 안쪽에 염증을 유발하고 플라크를 축적시킨다.

바로 이런 이유 때문에 모든 콜레스테롤이 혈액 속에서 순환을 멈추지 않고, 그럼으로써 간이 각각의 콜레스테롤 수치를 조절할 수 있도록 하는 것이 매우 중요하다(여러분이 만약 균형 잡힌 식사를 하고 규칙적으로 운동을 한다면, 여러분의 몸이 스스로 이것들을 조절한다는 사실을 기억하기 바란다).

그러므로 콜레스테롤 자체가 여러분을 심혈관계 질환의 위험에 빠뜨리는 것은 아니다. 콜레스테롤을 산화시키고 그 콜레스테롤을 생산하는 간이 제 기능을 발휘하지 못하는 것은 인슐린과 렙틴 호르몬 균형의 결함 때문이다.

따라서 콜레스테롤 수치를 낮추는 것은 여러분의 건강을 개선하는 것과 연관성이 없다. 그 대신에 염증의 근본적인 원인을 밝혀내어 그것을 치료하는 것이 여러분의 건강을 되찾는 길이 될 것이다.

콜레스테롤 수치를 낮추는 것은 또 다른 이유로 인해 아무런 의미가 없다. LDL 알갱이는 다양한 크기를 갖고 있으며 큰 LDL은 문제를 일으키지 않는다. 잠재적으로 염증의 원인이 되는 것은 작고 치밀한 LDL 알갱이들이다.

따라서 여러분의 몸 안에는 '좋은' 콜레스테롤과 '나쁜' 콜레스테롤이 아니라, '좋은' LDL과 '나쁜' LDL이 있는 것이라고 할 수 있다!

또한 연구 결과는 HDL 알갱이들 역시 좋은 것과 나쁜 것으로 구별된다는 사실을 보여준다. 바로 이것이 전체 콜레스테롤 수치를 아는 것, 혹은 심지어 LDL과 HDL 수치를 아는 것이 여러분에게 아무런 도움도 되지 않는 이유가 된다!

인슐린과 렙틴은 좀 더 확실하게 비만 및 당뇨와 연관되어 있다. 이제 그것들이 죽상동맥경화증과 심장 질환의 발병에서 중추적인 역할을 한다는 사실이 명확해졌다.

염증과 심장 질환 심혈관계 질환의 원인은 여러 가지가 있지만, 제약업계와 대부분의 의사들은 그것들을 무시하고 콜레스테롤을 비난한다.

여러분이 만약 과체중이거나 비만이라면, 여러분 몸 안의 여러 가지 생화학 물질이나 호르몬 혹은 신경 전달 물질 역시 정상과는 거리가 멀다는 것이 진실이다. 여기에는 대다수 사람들이 동물성 단백질, 가금류, 유제품 등의 형태로 섭취하는 콜레스테롤이 자동적으로 포함된다.

비만인 상태의 많은 사람들이 그로 인해 고통받고 있는 지방간이 하나의 이유가 될 수 있다.(제4장 참조) 지방간은 콜레스테롤 수치를 제대로 조절할 수 없을 뿐만 아니라, 간이 맡고 있는 500여 가지의 특별한 임무를 제대로 수행할 수도 없다.

따라서 여러분의 콜레스테롤 수치를 측정하는 것 말고, 여러분의 식습관이나 생활 방식에 심장 질환이나 뇌졸중 혹은 죽상동맥경화증을 일으킬 만한 무언가가 있는지 찾아보려고 시도해본 적이 있는가? 여러분이 동맥과 심장이 제 기능을 발휘하지 못하는 원인이 될 수 있는 만성 염증의 피해자가 아닐지 궁금하게 여겨본 적이 있는가?

염증이란 무엇인가?

조직에 손상이 생기면 염증이 발생한다. 염증은 상처 입은 조직을 재건하기 위해 손상을 입은 부위에 특정한 화학물질을 분비하는 치유 프로세스다. 이러한 화학물질 중 하나로 프로스타글란딘이라는 것이 있는데, 이것은 염증과 통증 및 발열을 일으켜 혈액 내의 혈소판이 손상된 부위에서 혈전을 생성하도록 돕는다.

조직이 손상을 입었을 때, 면역 체계는 해로운 바이러스와 세균이 침입하는 것을 방지하고 손상된 세포 잔해물을 처리하기 위해 해당 부위에 백혈구를 투입한다.

주변에 있는 세포들 역시 손상된 부위를 회복시켜 조직을 치유하기 위해 세포 증식 명령을 전달받는다. 가장 중요한 것은 세포들이 스스로 재건되고 활기를 되찾게 하기 위해 상처가 난 부위에 콜레스테롤이 운반되는 것이다.

동맥 내벽에서도 일정 시간 동안 비슷한 일이 벌어지면서 낮은 단계의 만성 염증을 유발한다. 이런 일이 일어났을 때, 동맥 내벽에는 흉터가 생기는데, 이를 플라크라고 부른다. 그 결과, 동맥은 수축되고 이것이 고혈압과 심장마비를 일으키는 조건이 된다. 뇌에 혈액을 공급하는 동맥에 이런 일이 벌어지면 뇌졸중이 발생할 수 있다.

우리 몸의 조직에 만성적으로 염증이 생기게 하는 것은 무엇일까? 자연이 의도한 염증은 손상을 입은 조직이 재건되는 동안에만 발생하는 일시적인 치유 수단이다. 따라서 만성 염증은 정상적인 것이 아니며, 여러 가지 요인에 의해 발생할 수 있다.

그러한 요인들로는 다음과 같은 것들이 있다.

- 흡연
- 고혈압
- 리포 단백질
- 고혈당증

이 모든 요인들은 세포의 염증 진행이 활성화되도록 하는 화학물질을 배출하는 것으로 여겨지고 있다.

이것들은 동맥에서 플라크의 형성에 기여할 뿐만 아니라, 때때로 혈전을 형성하도록 해준다. 혈전은 동맥 내벽이 손상되고 출혈이 발생했을 때 형성된다.

낮은 단계의 만성적인 감염 역시 죽상동맥경화증을 일으킨다. 실제로 여러 연구 결과에서 클라미디아 폐렴균과 단순 포진 바이러스가 죽상동맥경화증을 일으키는 플라크와 밀접한 연관이 있다는 사실이 밝혀졌다.

문제는 콜레스테롤이 아니라 설탕 정제 설탕이 비만의 주요 원인이라는 것은 더 이상 비밀이 아니다. 많은 연구를 통해 염증과 심장 질환의 발생에서 여러분이 전혀 의심하지 않는 방식으로 정제 설탕이 하는 역할이 무엇인지 밝혀지고 있다.

다른 여러 가지 나쁜 영향은 제쳐두고라도, 포도당이나 특히 과당과 같은 당분은 당화 반응이라는 과정을 통해 만성적으로 몸의 세포를 손상시키는 원인이 된다.

이것은 포도당 혹은 과당 분자가 단백질이나 지방에 저절로 달라붙는 생화학 작용이다. 이 작용의 부산물은 최종 당화 산물(Advanced Glycation End Products)이라고 불리는 물질이며, 이것은 몸의 세포들을 손상시키고 결과적으로 조직의 염증을 일으키는 원인이 된다.

당화 반응은 예를 들어 먹음직스러운 갈색을 내기 위해 감자튀김이나 구운 음식에 설탕을 뿌릴 때처럼 몸 밖에서도 일어날 수 있다. 식품 가공 산업은 식품을 갈색으로 착색시키고 도넛, 훈제 육류, 케이크, 검은색 탄산음료와 같은 식품에 캐러멜 맛과 색을 내기 위해 지난

50여 년 동안 최종 당화 산물을 조미료나 색소로 이용해왔다.

여러분이 너무 많은 양의 과당과 포도당을 섭취할 때, 몸의 내부에서도 당화 반응이 일어난다. 당화 반응은 몸 전체에서 분자 및 세포 단위의 기능에 지장을 주고 과산화수소 같은 산성이 강한 최종 당화 산물을 만들어낸다.

일부 최종 당화 산물은 큰 피해를 주지 않지만, 대부분의 최종 당화 산물은 내피 조직, 피브리노겐(섬유소원, 혈액 응고의 중심 역할을 하는 물질), 그리고 세포의 콜라겐에 손상을 주고, 알츠하이머병, 암, 말초 신경병증, 난청, 시력 상실 등의 질병이 발생할 가능성을 높이며, 미세 혈관을 손상시켜 시력이 나빠지게 만들기도 한다.

최종 당화 산물은 제1형 및 제2형 당뇨, 심혈관계 질환 및 죽상동맥경화증과 같이 나이와 함께 증가하는 만성 질환과 연관되어 있다.

당화 반응과 최종 당화 산물의 생성은 당뇨로 인해 고통을 겪는 사람들에게서 지속적으로 발견된다. 당연히 인슐린 저항성을 갖고 있는 많은 당뇨 환자들이 고혈당증으로 고통을 겪고 있다.

섭취하는 음식을 통해 유입되지 않는 한, 최종 당화 산물은 몸이 혈당 수치를 조절할 수 없을 때 쌓인다. 이것은 대개 인슐린 저항성과 렙틴 저항성을 갖고 있는 비만인에게서 흔히 일어나는 일이다.

인슐린이 더 이상 자신의 역할을 수행하지 못하여 혈당 수치가 비정상적으로 높아지면, 세포 내의 포도당 수치가 증가할 수 있다. 이것은 세포 내에 최종 당화 산물이 형성되는 것을 비롯한 큰 혼란을 일으킨다. 여러분에게 남는 것은 동맥 내벽을 비롯하여 몸 전체의 세포와 조직에 생기는 엄청난 손상이다.

앞에서도 설명한 것처럼, 최종 당화 산물이 동맥 내벽에 손상을 입히면 플라크의 원인이 된다. 이것은 관상동맥 입구와 같이 혈류의 속도가 빠른 곳에서 더 많이 발생하는 경향이 있다.

그리고 당화 반응이 동맥 내부의 콜라겐을 뻣뻣하게 만들어 혈압을 상승시킨다는 사실도 밝혀졌다. 또 이것이 뇌에서 발생하면 동맥 일부가 팽창하는 소동맥류 혹은 대동맥류나 뇌졸중의 원인이 될 수도 있다.

스타틴은 무엇인가? 콜레스테롤 수치가 정상 수준보다 높아져도, 스타틴(콜레스테롤 합성 저해제)을 복용하는 것은 피해야 한다.

콜레스테롤 수치를 떨어뜨리기 위해 널리 사용되는 스타틴은 2008년 한 해에만 145억 달러어치가 팔려나갔다. 스타틴은 간에서 콜레스테롤을 생산하는 효소의 작용을 방해한다. 하지만 스타틴이 끼치는 영향은 그보다 훨씬 많다.

스타틴이 들어 있는 약의 영향을 설명할 너무나도 강력한 증거들이 많다.

• 근육 수축에서 중요한 역할을 하는 유전자인 아트로진-1을 활성화시켜 근육통과 근육 약화를 일으킨다.
• 근육세포가 파괴되는 치명적인 근육 부작용인 횡문근융해증을 촉발시킨다(바이엘의 항콜레스테롤 약물인 바이콜(Baycol, 세리바스타틴)

은 환자에게 횡문근융해증을 일으키는 것으로 알려져 2001년 시장에서 퇴출당했다).

 • 간에서 콜레스테롤을 생산하는 활성 효소의 작용을 방해한다. 또한 스타틴은 '코엔자임 Q10'이라 불리는 또 다른 효소의 작용을 방해하는데, 이 효소가 고갈되면 근육 피로, 근육 약화, 근육통을 일으키고 골격근 조직이 파괴된다. 어떤 경우에는 울혈성 심부전의 원인이 되기도 한다. 코엔자임 Q10은 장기의 세포에 에너지를 공급하므로 특히 심장 건강에 필수적이다.

콜레스테롤에 의한 심장 질환으로부터 여러분을 보호한다고 알려진 약이, 잠재적으로 그리고 필연적으로 심장의 근육에 손상을 입힌다는 사실이 굉장히 모순적이지 않은가?

얼마나 낮아야 너무 낮은 것인가? 스타틴에 관한 진짜 사실을 말해야겠다. 2004년까지 의학적으로 용인되는 콜레스테롤 수치는 130mg의 LDL 콜레스테롤로 고정되어 있었다. 그런데 바로 그해에, 미국 정부는 심장 질환 위험에 노출된 환자들에게 갑자기 콜레스테롤 수치를 100mg이나 심지어 70mg까지 낮추라는 이해할 수 없는 권고를 했다.

스타틴 같은 약을 복용하지 않고 이처럼 터무니없는 목표에 도달하기란 불가능하다. 따라서 수정된 가이드라인은 이런 약들의 시장을 단번에 확장시켰고, 약의 판매량이 급증했다.

미국 정부의 권고는 더 이상 타이밍이 좋을 수 없을 정도였다. 미국 정부의 다른 부서인 보건부 산하 의료관리품질조사국(AHRQ)이 발표한 자료에 의하면, 2000년에서 2005년 사이에 스타틴의 사용량이 156% 증가했고, 같은 기간 동안 매출액은 77억 달러에서 197억 달러로 급증했다. 스타틴을 복용하는 미국인의 수도 2000년의 1580만 명에서 2970만 명으로 늘었다.

미국 국가 콜레스테롤 교육 프로그램에 의해 발표된 수정 가이드라인과 관련한 인정하기 힘든 쓰라린 진실이 여기에 있다.

토론인단으로 참여한 의사 9명 중 8명이 콜레스테롤 저하제를 생산하는 제약회사들과 재정적으로 연계되어 있었다. 그중 두 명은 이들 회사의 주식을 소유하고 있었고, 다른 두 명은 가이드라인이 발효된 이후 이들 제약회사에 취업했으며, 한 의사는 10개의 제약회사가 연합한 단체의 책임 과학자였다.

또 다른 쓰라린 사실이 더 있다. 스타틴을 비롯한 특정 약의 사용을 촉진하기 위한 연구는 거의 대부분 해당 연구 결과에서 엄청난 이익을 얻는 제약회사들로부터 재정적 지원을 받는다(스타틴의 효능을 입증하기 위해 진행된 악명 높은 주피터 연구(JUPITER trial)가 대표적인 예다). 이것이야말로 여러분이 미디어로부터 보고 듣는 것들을 경계해야 한다는 사실을 충분히 보여주는 사례라고 할 수 있다.

제약회사와 그들로부터 급여를 받는 의사들과 대중매체는 자신들이 생각하는 대로 상황을 뒤바꿀 수 있다. 여러분에게 권장하는 내용에 따라 언제든 콜레스테롤 수치를 높이거나 낮출 수 있는 것이다.

그들이 여러분에게 결코 말하지 않는 사실은, 낮은 콜레스테롤 수치가 다음과 같은 위험들을 증가시킨다는 것이다.

- 신경 손상
- 기억력 상실
- 암
- 파킨슨병
- 우울증
- 공격성과 폭력성
- 자살

혈류 속의 콜레스테롤 수치가 지속적으로 증가한다면, 만성적인 염증이 그 원인이라는 사실을 고려해봐야 할 것이다. 여러분의 세포가 손상을 입었을 때 이를 회복시키기 위해 콜레스테롤이 해당 부위로 이동하기 때문에 콜레스테롤 수치가 높아질 수 있다. 따라서 여러분이 치료해야 할 것은 콜레스테롤 수치가 아니라 혈류 속의 콜레스테롤 수치가 증가하도록 만든 원인이어야 한다.

다음에 나열하는 것들은 만성적인 염증을 일으키는 장본인들이다.

- 정제된 설탕과 곡물이 많이 포함된 식단
- 가공식품
- 동물성 단백질

- 게으름과 운동 부족
- 만성적인 정신적 스트레스
- 흡연

이런 것들을 고치려면 시간이 필요하지만, 생활 방식과 식습관을 조금만 고쳐도 다른 생화학적 균형들을 비롯하여 인슐린과 렙틴 수치를 정상적으로 조절할 수 있게 된다. 위에 나열한 것들은 염증을 유발하는 것들로서, 그러한 불균형들을 수정하면 몸의 건강을 회복할 수 있다.

이번 장을 마치기 전에 콜레스테롤을 둘러싼 잘못된 믿음과 진실들을 간략히 설명하겠다.

첫 번째 잘못된 믿음 "콜레스테롤은 나쁜 것이다." 콜레스테롤은 신경계를 유지하는 핵심적인 물질이다. 콜레스테롤은 신경세포의 구성 요소인 미엘린초(myelin sheath), 즉 신경을 둘러싸고 있으면서 전기적 신호가 흐르도록 하는 신경 외피의 성장과 재생에 필수적이다. 또한 콜레스테롤은 담즙, 스테로이드 호르몬 그리고 지용성 비타민의 합성에 필수적인 물질이다.

두 번째 잘못된 믿음 "콜레스테롤은 심혈관계 질환의 원인이다." 절대 그렇지 않다. 심혈관계 질환의 원인은 염증이다.

세 번째 잘못된 믿음 "'좋은' 콜레스테롤과 '나쁜' 콜레스테롤이 있다." 콜레스테롤은 '좋은 녀석'이다. 혈류 속에서 지속적으로 순환하는 한, 콜레스테롤은 아무런 손상을 입히지 않는다. '나쁜 녀석'은 바로 염증이다.

네 번째 잘못된 믿음 "콜레스테롤 수치를 낮추는 것이 중요하다." 콜레스테롤 수치는 아무 의미가 없다. 중요한 것은 혈액 속에 있는 콜레스테롤 입자의 종류와 수(數)다.

제9장
해결사

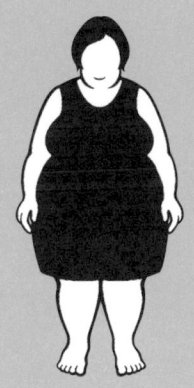

효소: 천연 촉매

 소화는 건강을 유지하기 위한 만능열쇠 중 하나다. 그리고 소화를 가능하게 하는 것은 간, 췌장 그리고 작은창자에서 만들어지고 분비되는 효소들이다.

 이 장기들은 위장과 함께 소화관의 대부분을 차지하고, 독성 중독이 발생하는 곳이다. 양호한 건강의 핵심이 잘 먹는 것뿐만 아니라 적절한 소화를 위한 환경을 만드는 데 있는 이유가 바로 이것이다. 소화를 잘 시켜야 여러분이 섭취한 음식이 실제로 몸에 영양분을 공급하게 된다.

 소화 과정의 중추적인 역할을 하는 것은 주요 식품군, 즉 탄수화물, 단백질, 지방, 섬유질을 소화가 가능한 작은 크기로 분해하는 여러 종류의 효소들이다. 또한 효소는 혈액, 장기, 조직 및 세포들이 이러한 영양소를 흡수하여 생존 유지, 자기 교정, 재생을 하고 병원체와 싸울 때 필요한 에너지를 얻는 데도 도움을 준다.

 많은 효소들이 소화와 직접 관련이 없는 것처럼 보이지만, 그것들도 우리가 생각하는 이상으로 많은 일을 한다. 효소는 여러분이 섭취하는 비타민과 미네랄을 몸이 사용할 수 있도록 도와주고, 호르몬을 합성하고 조절하며, 면역 체계의 건강에 필수적인 역할을 하고, 해독 작용에 도움을 준다. 이 모든 것들이 체중 감량과 직간접적으로 연관되어 있다.

까다로운 점은 여러분의 소화 과정이 항상 제대로 조절되고 있어야 한다는 것이다. 간에서는 가장 중요한 천연 신진대사 촉진제인 담즙을 생산하기 때문에, 간의 기능이 항상 최적의 성능을 유지하는 것이 중요하다.

담즙은 간에서 생산되지만 담낭(쓸개)에 보관되고, 필요할 때마다 작은창자로 배출된다. 담즙은 음식물의 대사에 사용될 뿐만 아니라 다른 소화 기관들과 협력하여 일한다. 담즙은 소화 기관에서 산(酸)과 효소의 분비를 유발하는데, 이때 분비된 화학물질의 도움으로 효소를 합성하여 원래 있던 효소와 완벽한 조화를 이룬다.

예를 들어 여러분이 음식을 먹으면 간은 그 즉시 소화에 필요한 준비를 시작한다. 담낭에서 담즙이 흘러나오고 총담관을 통해 배출된다. 이것은 음식을 정상적으로 소화시킬 때 필수적인 역할을 하는 췌장 효소를 활성화시킨다. 담즙은 다시 음식물을 대사시키기 위해 작은창자에서 이들 효소와 결합한다.

담즙과 소화 효소는 음식물을 효과적으로 소화하는 최적의 환경을 만들기 위해 위산과도 긴밀히 협력한다. 이 중 하나가 너무 적게 혹은 너무 많이 생산되면, 몸은 더 복잡한 문제를 방지하기 위해 자동적으로 생산량을 조절한다.

예를 들어 담즙 분비가 불충분하면 당연히 더 적은 양의 췌장 효소가 활성화되고 위장 역시 염산 분비량을 줄인다.

그렇게 하지 않으면 알칼리성의 담즙과 췌장액이 음식물과 함께 십이지장으로 들어온 위액의 염산을 모두 중화시킬 수 없다. 이것은 십이지장에 궤양이 생기는 원인이 되고 위장관 전체에 염증을 유발한다.

기본적으로 충분한 양의 균형 잡힌 담즙 분비 없이 좋은 소화 기능을 유지하는 방법은 절대 없다. 따라서 인위적으로 효소나 염산을 보충하기보다는 간과 담낭을 청소하는 것이 최선의 방법이다.

여기에 덧붙여, 건강한 소화 기능을 조절하는 다른 요인들도 있다는 사실을 알아야 한다. 입과 췌장에서 소화 효소의 생산을 촉진하도록 음식을 꼭꼭 씹어 먹고, 하루 중 가장 든든한 식사는 소화액의 분비가 가장 왕성한 점심 무렵에 하고 소화액 분비가 급격히 감소하기 시작하는 저녁 7시 이후에는 식사하지 않는 것 등이 여기에 포함된다. 아울러 간이 다음 날 사용할 충분한 양의 담즙을 생산하는 데 필요한 에너지와 혈액을 공급하기 위해 밤 10시 이전에 잠자리에 들고, 소화가 잘되는 균형 잡힌 식사와 천연 재료로 만든 음식을 먹는 것 역시 중요하다.

이런 식으로 생각해보자. 간의 가장 중요한 기능 중 하나가 독소를 분해하고 그것을 배출시킬 준비를 하는 것이다. 병이 생겨 몸의 독소를 해독하는 능력이 떨어진 간과 지속적으로 불충분한 영양 공급을 받은 몸은 청소를 해주고 재정비를 해줘야 한다.

쌓여 있는 독소가 많고 가공식품을 섭취하며 건강하지 못한 환경에서 살아온 시간이 길수록 더 많은 재정비가 필요하다. 치유에는 꽤 시간이 걸리겠지만 그것이 영구적으로 체중을 줄이는 길이다.

모두 몸에서 만들어지고, 소화 과정에서 중추적인 역할을 하는 담즙과 세 가지 천연 효소가 하는 일에 대해 알아보자. 이를 통해 여러분은 담즙을 비롯하여 주요 소화 효소인 프로테아제, 아밀라아제 그리고 리파아제의 역할이 얼마나 복잡하고 많은 것들을 담당하고 있는지를 알게 될 것이다.

담즙 담즙은 담즙산, 담즙염, 콜레스테롤, 수분 그리고 담즙 색소로 구성되어 있다. 담즙의 기능이 얼마나 많은지, 그리고 여러분의 건강에 간이 어떻게 중추적인 역할을 하는지 생각해보면, 정상적인 양의 담즙이 분비되는 것이 얼마나 중요한지는 아무리 설명해도 부족하다. 이 천연 소화 촉진제의 주요 기능으로는 다음과 같은 것들이 있다.

- 담즙은 췌장 효소 생산을 촉진한다.
- 담즙산은 지용성 비타민의 소화, 운반 및 흡수에서 핵심적인 역할을 한다. 담즙산은 췌장에서 분비되는 리파아제와 함께, 여러분이 섭취한 음식물의 트리글리세리드에서 나온 지용성 영양소의 소화, 운반 및 흡수에 도움을 준다.
- 담즙은 제약회사에서 만든 약이 몸에서 활동하며 만들어낸 대사

물질을 비롯한 독소를 대사시킨다. 그런 다음 이 독성 대사 산물이 대변과 함께 배출될 수 있도록 준비시킨다.

• 담즙은 알칼리성 용액이고 위장에서 십이지장으로 분비된 엄청난 양의 염산을 중화시키기 위해 작은창자의 내부 환경을 알칼리성으로 유지한다.

• 담즙은 콜레스테롤과 상당한 상호 연관성을 갖고 있다. 콜레스테롤은 담즙 덕분에 소화되어 혈류에 흡수되고 반대로 간에서 담즙산을 생산할 때는 콜레스테롤이 필요하다.

• 콜레스테롤이 소화되기 위해서는 먼저 유화(乳化)되어야 한다. 마치 세제가 기름때를 녹이는 것처럼, 담즙산은 지방 입자를 아주 작은 입자로 분해시킨다. 그러면 지방의 표면적이 증가하여 췌장에서 분비된 리파아제가 지방을 대사시키는 일이 더욱 용이해진다.

• 담즙은 지질 운반체이기도 하다. 담즙이 없다면 대사된 지방산, 콜레스테롤 및 트리글리세리드가 혈류로 운반될 수 없다.

프로테아제 프로테아제는 여러분이 먹는 음식의 단백질을 잘게 부수거나 가수분해하는 한 무리의 효소들이다. 단백질은 잘게 부서져서 아미노산이라 불리는 분자 결합체가 되는데, 아미노산은 여러분의 몸을 이루는 모든 세포의 기본적인 구성 성분이다.

소화관 내에서 프로테아제는 아미노산을 만들기 위해 단백질의 펩티드 결합을 끊는다.

이들 효소들은 면역 체계에서도 중요한 역할을 한다. 소화관은 소화되지 않은 단백질 덩어리에 의해 막히는 경우가 종종 있다. 특히 과체중인 사람들이 흔히 선택하는 식단인 동물성 단백질이나 붉은 육류를 많이 섭취했을 때 이런 일이 발생하기 쉽다.

프로테아제 효소는 소화되지 않은 단백질, 세포 잔해물 그리고 혈액 속의 독소들도 분해하는데, 이렇게 함으로써 면역 체계는 세균이나 바이러스 혹은 기생충과 같은 병원체로부터 여러분의 몸을 보호하는 기본적인 기능을 자유로이 수행할 수 있다.

단백질, 특히 동물성 단백질이 많이 들어 있는 식품은 산성을 만들기 때문에 여러분의 췌장이 충분한 양의 프로테아제 효소를 생산하지 못하면, 작은창자에서 산성-알칼리성의 섬세한 비율에 불균형이 발생한다.

우리의 몸은 혈액 속에서 단백질 결합 칼슘을 운반하기 위해 단백질을 필요로 한다. 따라서 프로테아제 결핍은 관절염이나 골다공증 등을 비롯하여 칼슘 결핍으로 인한 여러 질병을 유발할 수 있다.

아밀라아제 아밀라아제는 췌장에서 만들어지는 또 다른 천연 효소다. 입안의 침샘에서도 아밀라아제가 분비된다. 만약 여러분의 몸이 아밀라아제를 생산할 수 없다면, 탄수화물을 소화시킬 수가 없다. 아밀라아제는 탄수화물에 함유된 전분과 당분을 분해하여 몸의 세포에서 에너지원으로 사용하는 포도당을 만든다.

또한 아밀라아제는 죽은 백혈구를 소화시키기도 한다. 아밀라아제가 결핍된 면역 체계는 세포 잔해물을 효과적으로 제거하지 못하기 때문에 고름이 쉽게 만들어진다.

아밀라아제가 부족한 사람은 염증이 생겼을 때 고름이 가득 차 있는 조직 덩어리인 종기나 농양이 생기기 쉽다. 농양이 생긴 자리는 세균 등의 병원체를 불러들인다. 이것은 감염의 원인이 되고 염증이 더욱 심해지면서 히스타민이 분비된다.

염증 반응은 대개 외부 환경과 접하고 있는 폐나 피부와 같은 장기에서 발생한다. 천식이나 폐기종을 비롯한 일부 폐질환을 진정시키기 위해 아밀라아제와 여러 효소들이 필요한 이유가 바로 이것이다.

리파아제   소화를 위해 필수적인 세 번째 천연 효소는 리파아제다. 리파아제는 지질이나 지방, 콜레스테롤 및 트리글리세리드를 분해한다.

지방 분해의 핵심은 유화라고 불리는 과정이다. 지방은 물에 녹지 않기 때문에, 수분을 기초로 하고 있는 혈액을 통해 운반될 수 없기 때문에 먼저 물에 녹을 수 있는 상태로 바꿔줘야 한다. 이러한 유화 과정, 즉 커다란 지방 분자를 작은 지방 분자로 분해하는 과정은 주로 작은창자에서 일어난다.

트리글리세리드는 담즙과 리파아제 모두에 의해 유화가 일어나고, 작은창자 내부에서 둘의 완벽한 협동 작업이 이루어진다.

리파아제 결핍은 자연스럽게 체중 증가를 불러온다. 리파아제가 부족하면 소화되지 않은 지방이 몸의 여기저기에 분포한 지방 조직에 축적된다. 또 리파아제 결핍은 콜레스테롤 수치와 트리글리세리드 수치를 증가시키기도 한다.

  지방은 여러분의 몸을 구성하는 모든 세포들 하나하나의 건강에서 중추적인 역할을 한다. 여러분이 만약 리파아제 결핍이라면, 세포막의 투과성은 정상적인 수준 이하로 떨어진다. 이는 여러분의 세포가 필요한 만큼의 영양소를 흡수하지 못한다는 것을 의미하고, 세포 안에서 만들어진 노폐물 역시 제대로 배출하지 못한다는 것을 의미한다.

가공되지 않은 식품은 건강에 좋은가?

  가공식품이 그처럼 우리 몸에 해롭다면, 조리하지 않았거나 가공되지 않은 식품을 먹는 것이 해결책일까? 이 질문에 대한 답을 내놓기에 앞서 생각해봐야 할 것들이 있다. 여러분은 섭씨 90도 이상으로 음식물을 가열할 때, 그 안에 들어 있는 효소가 파괴되고 쓸모없이 변한다는 사실을 알고 있는가?

  실제로 음식을 가열하면 분자 구조가 완전히 바뀌고, 식품의 활력이 사라지면서 생명력도 없어진다. 다시 말해 음식을 너무 가열하면 실제로 그 식품이 갖고 있는 생명력, 즉 프라나(Prana)를 죽이는 것이나 마찬가지다.

  가공식품도 이와 다르지 않다. 가공식품 역시 생명력이 없고 영양학적으로 무의미한 식품이다. 예를 들어 밀가루나 파스타처럼 정제된 탄수화물은 칼로리는 높지만 영양이 결핍된 이유가 바로 이 때문이다. 이런 것들을 우리는 '헛칼로리'라고 부른다.

가공식품과 너무 가열된 식품을 섭취했을 때, 몸은 그것을 자신의 생화학적 환경에서는 도저히 이해할 수 없는 병원체 혹은 침입자로 받아들인다. 이런 식품들은 스트레스 반응을 불러일으키고 면역 체계는 곧바로 침입자와 전투를 벌이기 위해 백혈구를 투입한다.

지난 1930년대에 이러한 현상을 발견한 과학자들은 이를 '식성 백혈구 증가', 즉 음식물을 소화하는 과정에서 백혈구가 반응하는 증상이라고 불렀다.

합리적인 결론은 음식을 익히지 않고 자연 그대로의 상태로 먹는 것이 건강에 가장 도움이 되는 방법이라는 것이다. 정말 그럴까?

익히지 않은 날음식을 원래 상태 그대로 먹기 시작한 많은 사람들은 건강 문제로 고통을 겪어왔고, 아그니(Agni) 즉 소화의 불이 약해졌다. 많은 식이성 섬유를 제대로 분해하지 못하면서 장내 세균이 그 일을 대신하기 시작했다. 이것은 음식이 장내에서 발효되거나 부패하는 결과를 초래한다.

장내 세균이 발효 과정에서 생산하는 독성 물질은 면역 체계를 극도로 흥분시키고 몸이 그것을 처리하는 데 도움을 준다. 이러한 초기의 강력한 세정 작용은 장내의 노폐물을 청소하는 데 도움을 주고, 변비를 멈추게 하며, 면역 체계의 활발한 활동으로 많은 에너지를 배출한다.

장내 폐색과 변비가 없어지고 에너지가 넘치면서 스스로 느껴질 만큼 활력이 생기는 등 매우 '긍정적인 신호'들이 나타난다. 심지어 이런 반응은 암이 저절로 사그라지거나 관절염의 고통이 없어지게도 만든다. 그러나 결국에는, 장이 풍선처럼 부풀어 오르기 시작하고, 독성이 있는 가스와 화합물들을 제대로 처리하지 못하게 될 수도 있다.

이것이 바로 지속적으로 날음식을 섭취할 경우 소화 기관을 약화시켜 결국은 피로하게 만드는 이유가 된다. 식물성 식품의 세포 안에 있는 효소를 이용하는 것이 항상 쉬운 것은 아니다. 단단한 채소일수록 셀룰로오스, 즉 세포막의 기본 구조에 소화하기 어려운 섬유질을 많이 포함하고 있다. 상추, 아보카도, 토마토, 고수, 오이 등과 같은 부드러운 채소는 매우 얇은 세포막을 갖고 있는 데다 씹는 과정에서 쉽게 분해된다.

당근처럼 단단한 채소의 세포막은 익히지 않고 날로 먹었을 때 전혀 손상되지 않고 그대로 남아 있기 때문에, 상대적으로 몸이 그것을 소화시켜 영양소로 만들기가 어렵다.

이처럼 단단한 채소를 많이 섭취하면 파괴적인 발효 과정에서 가스를 발생시킨다. 그러나 단단한 채소를 조리하면 세포막이 파괴되고 영양소를 소화시켜 흡수하는 것이 가능해진다.

이것을 세 개의 위(胃)를 가진 소와 비교해보자. 소의 몸속에 있는 세 개의 위는 열과 장내 세균 및 수분의 도움을 받아 마치 조리 기구처럼 작동하여, 식물의 세포막을 부드럽게 만들고 분해시킨다.

인간은 이런 능력을 갖고 있지 않기 때문에, 우리가 그런 식품을 먹기 위해서는 약간의 효소와 비타민을 잃더라도 음식을 발효시키는 것처럼 열과 다른 조리 과정을 사용할 필요가 있다.

이것이 여러분의 식단에서 모든 날음식을 제거해야 한다는 것을 의미하는 것은 아니다. 예를 들어 샐러드를 먹는 것은 매우 건강한 습관이다. 이것을 점심 식단 일부에 포함시키고 미네랄과 비타민, 단백질 및 식이섬유가 적당히 들어 있는 생채소를 자연 그대로의 상태로 섭취하는 것이 좋다(상업적으로 재배된 채소는 살충제와 다른 화학 성분이 묻어 있으므로 유기농 채소를 권한다).

샐러드를 먹을 때 알아두면 좋은 것이 하나 있다. 샐러드를 먹을 때는 항상 조리된 식품을 먹기 전에 먹는 것이 좋다. 날음식을 소화시키려면 조리된 음식을 소화시킬 때와는 다른 종류의 효소가 필요하기 때문에, 한 종류의 음식을 먼저 먹은 다음 다른 종류의 음식을 먹는 것이 소화 기관에 부담을 덜어준다.

날음식과 조리된 음식을 함께 먹을 때는 날음식부터 먹는 것이 좋다. 조리된 음식을 먹고 날음식을 먹게 되면 날음식은 대부분 소화되지 않은 상태로 남아 장내에서 발효가 진행된다. 또 샐러드의 재료 중에 조리된 음식, 특히 단백질 식품을 포함시켜서는 안 된다.

다양한 색깔의 음식

만약 여러분이 체중 감량을 시도하고 있다면, 아마도 여러분은 과일과 채소를 많이 먹으라는 말을 듣고 또 들었을 것이다. 사회적 통념은 대개 옳다. 과일과 채소는 여러 이유로 체중 감량에 도움이 된다.

하지만 우리가 대부분 간과하고 있는 가장 단순하고 논리적인 이유에 대해 그것이 사실인지 살펴보자.

그것은 '에너지 밀도'라는 단어에 의해 모두 표현된다. 에너지 밀도란 일정한 무게 혹은 부피의 식품에 들어 있는 에너지의 양을 말한다. 일정한 양을 '1인분'이라고 해보자.

육류는 작은 양에도 많은 칼로리가 들어 있기 때문에 에너지 밀도가 높다. 지방이 많은 식품은 에너지 밀도가 더 높다. 에너지 밀도가 가장 낮은 식품은 과일과 채소다.

왜냐하면 과일과 채소에 많은 양의 수분이 들어 있기 때문이다. 또 과일과 채소에는 식이성 섬유질이 풍부하고, 수분과 섬유질 어느 쪽에도 칼로리가 들어 있지 않다. 따라서 과일과 채소는 '칼로리에 비해 부피가 큰' 식품이다.

이는 여러분이 육류를 섭취했을 때와 똑같은 칼로리를 사용하고 싶다면 훨씬 더 많은 과일과 채소를 섭취해야 한다는 것을 의미한다.

1인분의 채소와 1인분의 육류를 비교해보면, 1인분의 채소를 먹었을 때 매우 적은 칼로리를 섭취하게 된다. 따라서 여러분은 자신이 보통 섭취하는 육식이 많이 포함된 식단에서 얻는 것과 동일한 칼로리를 얻기 위해서는 더 많은 양의 채소를 먹어야 한다고 생각할 것이다. 그렇지 않은가? 하지만 사실은 그렇지 않다.

인간은 대개 일정한 양의 음식을 먹는 경향이 있다. 따라서 여러분이 부피만 고려한다면, 육류를 섭취하면서 채소를 먹을 때 느꼈던 것과 똑같은 '포만감'을 느끼기 위해서는 더 많은 육류, 즉 더 많은 칼로리를 섭취해야 한다.

이를 다른 방식으로 생각해보자. 여러분이 채소를 먹을 때는 더 적은 칼로리로도 더 빠르게 '포만감'을 느낄 수 있다! 간단하다. 그렇지 않은가?

과일과 채소가 체중 감량에 도움이 되는 또 다른 이유도 있다. 과일과 채소를 먹으면 음식에 대한 갈망이 줄어든다. 가공식품, 특히 정제된 설탕과 탄수화물이 많이 들어간 가공식품은 몸이 더 많은 음식을 갈망하도록 만든다. 하지만 과일과 채소는 음식 중독의 악순환을 끊어준다.

과일과 채소는 몸이 필요로 하는 비타민, 미네랄, 효소, 섬유질, 항산화 물질 및 단백질이 모두 들어 있는 영양소의 보고(寶庫)다. 필요한 만큼의 영양소를 얻지 못했음에도 몸이 충분한 영양소를 섭취했다고 믿도록 속이는 가공식품과 달리, 과일과 채소는 모든 것을 건강하게 제공하는 '정직한 식품'이다. 하지만 과일과 채소도 다양한 종류를 먹어야 한다.

평균적인 미국인이 겨우 8%의 과일과 채소가 포함된 식사를 한다는 사실이 충격적이지 않은가? 만약 식단의 나머지 92%가 영양학적으로 무의미한 음식이라면, 미국인들에게 음식에 대한 갈망과 체중 증가가 만연한 것이 그토록 놀랄 만한 일일까?

건강한 음식의 양을 점차 늘려가며 식단에서 차지하는 과일과 채소의 양도 천천히 증가시켜야 한다. 샐러드와 야채수프로 시작한 다음 육류와 가공식품의 양을 줄이면서 채식주의자의 식단처럼 채식을 늘려가는 것이 좋다.

스스로 활력이 넘치고 체중이 줄어드는 것을 느끼기까지는 그리 오랜 시간이 걸리지 않을 것이다!

가끔 맛있는 간식거리들을 먹고 싶은 생각이 들지 않는 사람이 어디 있겠는가? 만약 여러분이 체중 감량을 간절히 원하고 있으며 감자튀김, 고기가 듬뿍 들어간 샌드위치와 나초 따위를 끊고 싶을 때, 체중을 늘리지 않으면서도 맛있고 영양가 있는 몇 가지 간식거리를 소개하고자 한다.

말린 과일은 건강에 최상의 도움을 주는 놀라운 간식이다. 말린 과일은 신선한 생과일에 비해 달고 영양가의 밀도가 높다. 또 암에 걸릴 위험을 줄이고, 혈압을 떨어뜨리며, 심혈관계 질환의 발병 위험을 감소시키며, 콜레스테롤 수치를 조절하고, 당뇨를 예방하며, 항산화 물질이 풍부해 노화의 진행을 느리게 해준다.

말린 과일 중에서도 아몬드는 몇 가지 이유로 특히 더 건강에 유익하다. 그것은 다음과 같은 것들이다. 아몬드에는 항산화 효능이 있는 비타민 E가 풍부해서 심장 질환의 위험을 감소시킨다. 또한 단일 불포화지방이 풍부하기 때문에 LDL 콜레스테롤 수치를 감소시키기도 한다.

아몬드에는 마그네슘과 칼륨도 들어 있다. 마그네슘은 혈관을 이완시키고 혈류를 정상화시킨다. 칼륨은 신경 전달에 도움이 되고 심장 건강에 매우 중요하다.

뿐만 아니라 혈당 수치를 안정화시키고 음식에 대한 갈망과 체중 증가를 불러일으키는 인슐린 급증을 방지하는 능력이 있다.

영국 식품연구소(Institute of Food research)는 아몬드에 프로바이오틱(장내 환경에 유익한 작용을 하는 균주) 특성이 있다는 사실을 발견한 연구 결과를 발표했다. 아몬드는 장내의 '유익한 세균'에 영양분을 공급하여 그것들이 장내에서 잘 번식할 수 있도록 도움을 줌으로써, 소화 기관과 면역 체계를 개선시킨다.

제10장
몸속 청소하기

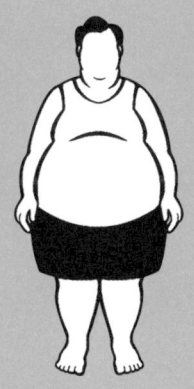

질병: 근본적인 치유

인간의 몸은 우리 대부분이 가하는 학대를 바로잡고 받아들이는 놀라운 능력을 갖고 있다. 우리가 자신의 몸에 가하는 학대에는 (영양소 결핍, 영양 부족, 과식 및 가공식품에 대한 지나친 의존 등의) 형편없는 식단, 불규칙한 식사, (파티를 즐기는 사람, 항공 여행이 잦은 사람들만 그런 것이 아닌) 불규칙한 수면 패턴, 운동량이 너무 부족하거나 아예 운동을 하지 않는 것 그리고 만성 스트레스 등이 있으며, 이 모든 것들이 신체에 큰 피해를 준다.

우리가 우리 몸의 진정한 가치를 모르고 함부로 대하면, 우리의 무관심 혹은 심지어 고의적인 행동에 적응하기 위해 몸의 자연스러운 기능들이 왜곡된다. 여러분이 자신의 소화 기관과 배출 기관에 축적시킨 잔해물의 종류와 양을 알게 된다면 아마 무척 놀랄 것이다.

한술 더 떠서, 우리 대부분은 소화되지 않은 음식, 부패하고 있는 육류, 독성 신진대사 산물 그리고 우리의 내부 장기들을 질식시키면서 해로운 세균에게 비옥한 번식처를 제공하는 석회화된 담석 등이 있다는 사실조차 알지 못한다.

마침내 독성 중독이 한계점에 다다르면, 몸은 병이 난 상태가 되고 무언가가 매우 나쁜 상태라는 신호를 보낸다. 모든 질병이 독성 중독과 함께 시작되는 데 비해, (주류 의학에서 질병이라고 일컫는) 증상은 천차만별로 다양하다.

그 이유는 사람마다 갖고 있는 신체적 취약성이 서로 다르기 때문이다. 그래서 어떤 사람은 알레르기 유발 항원이나 여드름에 매우 민감하고, 다른 사람들은 소화불량이 생기기도 하고, 또 다른 사람들은 암이 생기기도 하는 것이다.

독성 중독에 굴복하는 장기나 기관은 대개 몸에서 가장 약하며 그로 인해 맞서 싸울 힘이 가장 부족하다. 이때 해당 장기는 독소를 가두고 혈류 속으로 흘러들어가지 못하도록 방어 체계로서의 역할을 수행한다. 만약 그렇게 하지 않으면 여러분은 아마 독소의 범람으로 비명횡사하게 될 것이다.

병이 일어나는 과정은 병이 생긴 장기나 기관이 어떤 것이냐에 따라 다르지만, 모든 병은 몸에 독성으로 인한 공격이 있을 때 시작된다.

따라서 당뇨, 궤양, 어지럼증 혹은 천식과 마찬가지로 비만은 독성 중독에 의해 생기는 것이며, 이 경우 몸은 독성에 대한 방어 체계로서 지방을 축적한다. 원인이 사라지지 않고 계속 남아 있는 한, 몸은 계속 체중을 증가시킬 '필요성'을 느낀다. 바로 이것이 우리가 아무리 다이어트를 하고 운동을 해도 살이 빠지지 않는 이유다.

비만인 사람들의 지방 조직에 축적된 독소의 수치가 높다는 것은 경험적 사실이다. 지방 조직은 상대적으로 낮은 대사 활성도를 갖고 있고, 독소를 지방의 형태로 축적하게 되면 그것이 혈류와 핵심 장기로 흘러들어가는 것을 방지한다. 따라서 몸은 독성 중독으로부터 스스로를 보호하고 있는 것이다.

연구 결과는 체중이 정상적인 수준에 비해 약 9kg 이상 더 나가는 사람은, 지방 조직이 마치 분리된 내분비 기관처럼 행동한다는 사실을 보여준다. 이런 사람의 지방 조직은 렙틴이나 코르티솔과 같은 호르몬을 분비하는데, 이것은 복잡한 생화학적 프로세스를 통해 더 많은 지방을 축적할 수 있도록 해준다.

코르티솔은 인슐린 저항성을 촉진하는 것 외에도, 포도당으로 전환시키기 위해 근육 내의 단백질을 분해시킨다. 과체중인 많은 사람들이 인슐린 저항성을 갖고 있기 때문에, 포도당은 대사되어 에너지로 쓰이는 대신 지방으로 전환된다.

따라서 근육량은 감소하고 체지방은 증가하게 된다. 이러한 악순환은 멈추기가 매우 어렵고 '뚱뚱한 사람이 점점 더 뚱뚱해지는' 이유가 된다.

가공식품, 정제된 탄수화물과 설탕, 식품에 들어 있는 화학 재료와 방부제, 액상과당, 살충제 그리고 제약회사에서 만든 약과 같은 대부분의 독소는 근본적으로 물리적인 것들이다. 그러나 정서적인 문제가 원인이 되어 독소가 생길 수도 있다.

그것이 기질에 의한 것이든 혹은 과거에 정신적 충격을 준 사건에 의한 것이든, 사람은 누구나 정서적인 문제가 생길 수 있다. 오래된 갈등이나 정서적 외상은 의식에서 가라앉은 이후로도 오랫동안 마음을 괴롭힌다. 이런 것들은 독성 화합물처럼 지방 조직에 축적된다.

내가 자연의학을 임상에 적용한 지난 37년 동안, 쾌활하고 낙천적인 수많은 비만 남성과 여성들을 만났는데, 그중에서 자신의 몸이 스스로는 절대로 떠나보낼 수 없는 오래된 기억과 정서적 외상의 은신처라는 사실을 조금이라도 눈치채고 있는 사람은 아무도 없었다.

주류 의학과 체중 감량 프로그램에서는 그들이 보지 못하는 것은 그것이 무엇이든 모두 무시한다. 따라서 여러분이 과체중이라면, 그것은 건강하지 못한 식단이나 주로 앉아서 지내는 생활 방식, 혹은 그 둘 모두에 의한 것일 뿐이다.

어떤 체중 감량 프로그램에서도 이들 두 가지가 핵심적인 요소라는 사실은 부인할 수 없지만, 내가 여기서 강조하고 싶은 것은 주류 의학의 접근법이 질병의 증상을 없애는 데에만 몰두하면서 질병의 근본적인 원인은 회피하고 있다는 것이다.

몸의 균형 다시 바로잡기

몸의 모든 세포는, 그리고 전체로서의 몸은 끊임없이 균형 잡힌 상태, 즉 평형을 유지하기 위해 분투하고 있다. 비만한 몸은 독성의 중독으로부터 스스로를 방어하기 위해 자신의 형상을 변형시킨 몸이다. 그러므로 비만한 몸은 스스로와의 동화에서 벗어난 몸이라고 할 수 있다.

모든 사람들에게는 잠재적인 위협과 독성 중독을 피할 수 있는 최적의 이상적인 체중이 있다. 자연스러운 방법으로 체중을 감량한다는 것은 독성 중독에 이르게 한 과정을 반대로 한다는 것을 의미한다. 그것은 또한 활기찬 건강에 도움이 되는 환경을 만들어낸다는 것을 의미한다.

몸의 균형을 다시 바로잡는 데에는 많은 것들이 관련된다. 즉 혈액과 림프액의 순환을 개선하기 위해 과거의 트라우마를 떠나보내는 능력, 면역력을 키우고 내장 기관이 원래의 기능을 되찾게 만드는 것 등이 모두 포함되는 개념이다.

또 건강한 식단을 선택하고, 제때 충분한 수면을 취하는 것, 그리고 몸의 독소를 해독하는 것도 역시 포함된다. 이처럼 몸을 정화시키는 기간 동안 몸에서는 여러 차례 내장을 청소하면서 독성 물질들을 몸 밖으로 배출하게 된다. 따라서 체중 감량은 기계적인 감량, 즉 오로지 신체적인 프로세스만을 의미하는 것이 아니라는 사실을 기억해야 한다.

자연스러운 방법으로 체중을 감량한다는 것은 정신과 신체 및 영적인 것이 서로 밀접하게 연결되어 있는 정신 자세를 의미한다. 이것은 영구적으로 체중을 조절하는 가장 효과적이고 지속적인 방법이다.

여러분이 정신 자세의 변화를 이루기만 하면, 여러분의 몸이 독소에 중독된 상태로 빠져든 것처럼, 이제는 건강한 몸을 되찾기를 원하는 상태에 빠져들면서 정상적인 체중으로 돌아갈 수 있다. 여러분이 이 길로 들어서기만 하면, 힘들게 노력해야 할 것이 하나도 없다는 걸

깨달을 것이다. 중요한 것은 내면에서 나오는 바람이다.

균형을 다시 바로잡는 최선의 방법은 여러분을 독성 중독 상태로 이끈 과정을 반대로 하는 것이다. 비만은 몸에 독성 물질이 축적된 질병이므로, 여러분의 몸이 스스로 조절하기에 앞서 축적된 독소를 배출시킬 필요가 있다.

이는 여러분이 오랫동안 몸에 쌓아온 독성 노폐물들을 제거하기 위해 여러분의 몸을 해독해야 한다는 것을 의미한다. 생활 방식을 다시 바로잡고 매일매일 건강한 습관을 들이면, 체중 조절은 저절로 일어날 수 있다.

여러분에게 편안한 속도를 스스로 선택할 수 있고, 여러분의 몸이 갖고 있는 선천적인 지혜가 알려주는 속도에 보폭을 더 잘 맞출수록 자연의 리듬에 한 걸음 더 다가설 수 있고 더 빠르게 정상적인 체중으로 돌아갈 수 있다는 사실을 명심해야 한다.

몸을 정화하고 청소하는 가장 자연스럽고 효과적인 방법은 여러분의 소화관을 비롯하여 간과 쓸개, 작은창자, 신장 그리고 대장과 같은 배출 기관에서 독소를 배출하는 것이다.

간 청소 간을 비롯한 내장 기관들을 청소하고 정화하는 것은 기본적으로 사과 주스, 엡섬솔트, 올리브 오일 그리고 약간의 자몽 주스와 같은 천연 재료들을 사용한다.

이런 재료들이 하는 역할은 정확히 어떤 것일까? 사과 주스에는 간 속의 단단한 구상체들 사이의 결합을 약화시키는 용매인 사과산이 들어 있다. 엡섬솔트, 즉 황산마그네슘은 근육을 이완시키고 부드럽게 한다.

따라서 사과산과 엡섬솔트는 간을 청소하는 과정에서 액체 상태의 담즙과 담낭에 들어 있는 단단한 담석이 배출되는 것을 용이하게 만들기 위해 담관을 확장시킨다. 엡섬솔트는 장을 이완시키고 장운동을 용이하게 해준다.

정제되지 않은 올리브 오일은 담낭과 담관이 수축되면서 담석을 밀어내는 역할을 한다.

필요하다면 해독 작용을 조절하고 지원하기 위해 특정한 영양소가 사용될 수도 있다. 이러한 보충제는 오랫동안 몸속에 단단하게 축적된 독성 물질을 고립시키고 중화시키는데, 식물의 껍질 혹은 섬유질, 특히 익히지 않은 신선한 과일이나 채소에서 나온 섬유질이 여기에 포함된다.

간과 내장 기관을 청소하는 일은 비교적 간단하지만(간 청소에는 대개 6일의 준비 기간과 16~20시간의 실제 청소 시간이 필요함), 개개인마다 자신들의 필요에 따라 청소 과정에 수정을 가할 필요가 있다. 하지만 전문가의 철저한 감독 아래 시행하는 것이 가장 좋다.

여러분이 반드시 명심해야 할 주의 사항도 있다. 그것은 바로 몸 안을 청소하고 정화하는 과정에서 독소가 혈류 속으로 배출된다는 사실이다. 이처럼 해로운 화학물질들이 어딘가에 축적되지 않았다면 여러분의 몸을 파괴할 수 있었던 것처럼, 그것이 다시 혈류 속으로 재방출되어 여러분의 몸에 해를 끼칠 수도 있다.

전문가의 감독 없이 몸 안을 청소했을 때 일부 사람들이 피로, 발진, 동울혈, 발열, 관절 통증, 장내 가스 및 두통 등의 증상을 경험했다고 보고하는 것이 바로 이런 이유 때문이다. 몸에 쌓인 독소가 많을수록 더 많은 독소가 배출된다.

그렇다면 몸 안을 청소하는 것이 어떻게 체중 감량에 도움이 될까? 과체중인 사람들의 경우, 해독 과정에서 축적된 지방을 배출한다. 여분의 지방은 대사 과정을 통해 태워지지만, 지방 조직에 축적된 독성 물질은 간으로 운반된다. 운반된 독성 물질은 간에서 분해되고 몸 밖으로 배출될 준비를 마친다.

또한 분해된 독성 물질을 운반하는 배출 통로가 청소되고, 내부 장기가 원래의 기능을 수행할 수 있게 된다. 면역 체계 역시 재건되고, 균형을 다시 찾은 신진대사로 간이 독성 화학물질을 분해하고 중화시킬 수 있게 된다. 여러분의 간이 정상적인 기능을 유지하게 만들려면, 몸의 내부를 청소하는 것과 동시에 건강한 음식을 먹는 한편, 생활 방식에 약간의 변화가 필요한 것은 물론이다.

과체중 상태에 있는 사람들이 지방간을 갖고 있는 경우가 많은데 간과 담낭에 있는 담석이 배출되면, 간은 내부에 수년 동안 고여 있던 글리코겐, 즉 당분을 움직이게 할 수 있다.

새로운 힘을 얻은 간은 여분의 지질을 장으로 보내 배출하면서 유입되는 지방을 적절히 처리할 수 있게 된다. 또한 지방에 축적된 독소가 태워지고 나머지는 배출되기 때문에, 여러분의 신진대사가 정상으로 돌아오게 된다.

이 모든 것은 서로 순환적으로 일어나고 혈당을 조절하는 데에도 도움이 된다. 왜냐하면 몸의 호르몬 균형이 재건되고 이미 과체중 상태가 아닌 몸에는 더 이상 인슐린 저항성이 남아 있지 않기 때문이다.

간 청소는 그 자체로 놀라운 결과를 만들어낼 수 있지만, 가장 이상적인 것은 신장과 대장을 깨끗이 한 후에 간 청소를 하는 것이다. 그 전에 대장을 청소하면 배출된 담석이 대장을 통해 쉽게 배출될 수 있도록 해준다.

신장 청소 역시 간 청소를 하는 동안 간에서 배출된 독성 물질이 이 중요한 배출 기관에 지나치게 무거운 부담을 주지 않도록 만들어준다. 또 세 번의 간 청소를 한 이후에는 반드시 신장을 청소해야 한다는 점을 명심해야 한다.

따라서 가장 효과적으로 몸 안을 청소하는 절차는, 먼저 신장을 청소하고 다음으로 대장을 청소한 다음, 간을 청소하고 다시 대장을 청소하는 것이다. 간을 청소할 때는 더 이상의 담석이 배출되지 않을 때까지 주기적으로 하는 것이 중요하다.

대장 청소 장세척 혹은 관장이라고도 불리는 이것은 가장 효과적으로 대장을 청소하는 방법 중 하나일 것이다. 대장 청소는 대장에 쌓여 있던 많은 양의 노폐물을 짧은 시간에 제거할 수 있다.

대장을 청소할 때는 한 번에 40~50분이 소요되고, 2~6리터의 증류수나 정수된 물이 사용된다. 하복부를 부드럽게 마사지하는 과정에서 점액질의 오래된 숙변이 부드러워져 물과 함께 씻겨나간다.

대장 청소는 해로운 독성 물질을 제거할 뿐만 아니라 대장 근육을 이완시키고 수분을 보충하여 활력을 되찾아준다. 반복적으로 물을 주입하고 배출하는 것은 대장의 연동 운동을 개선하고 대변이 통과하는 시간을 단축시켜준다.

게다가 대장 청소는 대장의 자연스러운 모양을 복원하고 대장과 몸의 다른 부분을 연결하는 반사점을 자극한다. 같은 방식의 대장 청소는 대장 내벽에 오랫동안 쌓여 딱딱해진 노폐물층을 떼어낼 수 있도록 해주어, 대장과 몸 전체가 수분을 더 잘 흡수할 수 있게 된다.

하지만 이러한 효과를 얻으려면 최소한 두세 번의 대장 청소를 해야 한다. 그렇게 하고 나면 하복부의 대장 운동이 대략 이틀 정도면 정상적으로 회복된다.

회복 시간이 오래 걸린다면, 그것은 대장에 지나치게 많은 양의 노폐물이 오랜 기간에 걸쳐 쌓여왔다는 것을 의미한다. 그것들을 부드럽게 하여 청소하려면 여러 차례 대장 청소를 해야 하고, 간 청소와 균형 잡힌 식사 및 생활 습관을 병행해야 하는 것은 물론이다.

대장 청소는 정서적인 문제 해결에도 도움이 된다. 횡행결장이 몸의 정서적 중심인 복강 신경총(명치)을 지나는 것은 결코 우연이 아니다. '소화되지 않은' 정서적 문제, 즉 해결되지 않은 정서적 문제는 복강 신경총에 축적되어 대장 근육을 수축시킨다. 이것은 하복부의 연동 운동을 느리게 하고 변비의 원인이 될 수 있다.

대장 청소는 물리적인 폐색을 뚫는 데도 도움이 되고, 가장 먼저 정서적인 억압을 유발하는 긴장을 완화시킨다.

신장 청소 간에 담석이 있거나 혹은 다른 이유로 신장이나 방광에 결석이 생겼다면 신장 역시 청소할 필요가 있다.

혈액을 걸러내는 신장은 매우 섬세하고, 잘못된 식단이나 스트레스 및 불규칙한 생활 방식으로 인해 쉽게 폐색이 일어나는 내장 기관이다. 신장에 폐색이 일어나는 주요 원인은 결석이다. 하지만 신장에 생기는 대부분의 결석이나 결정은 크기가 너무 작아서 엑스레이 같은 현대의 진단 장비로도 쉽게 발견되지 않는다.

특정한 허브나 약초를 20~30일간 매일 복용하면 요산 결석, 옥살산 결석, 인산염 결석, 아미노산 결석을 비롯한 다양한 종류의 신장 결석을 용해시키고 제거하는 데 도움이 된다.

만약 신장 결석 병력이 있고 신장을 완벽하게 청소하길 원한다면, 6주 내지 8주의 간격으로 여러 차례 신장 청소를 반복하는 것이 좋다.

이온수 뜨겁게 이온화된 물을 조금씩 마시면 몸 안의 깊숙한 곳에 있는 조직을 깨끗이 하는 데 상당한 효과가 있다. 이온화된 물은 독성 중독을 경감시키고 혈액 순환을 개선하며 담즙의 균형을 가져다준다. 15분에서 20분 정도 물을 끓이면 보통 1만 개씩 뭉쳐 있던 물 분자 덩어리가 한두 개의 덩어리로 쪼개지고, 전기적 성질을 띠면서 음이온인 수산화이온(OH^-)이 포화 상태가 된다.

이렇게 만들어진 이온수를 하루 종일 조금씩 자주 마시면 몸의 조직들을 청소하고 해로운 산성 및 독성과 연관 있는 특정 양이온들을 제거하는 데 도움이 된다.

여러분이 체중을 줄이려고 이온수를 이용해 몸을 청소하는 방법을 사용하면 체중을 갑자기 감량할 때 나타나는 부작용 없이 몇 주 만에 몸속의 노폐물을 상당 부분 제거할 수 있다.

이온수를 만드는 방법은 매우 간단하다. 여러분이 해야 할 일이라곤 물을 15분에서 20분 정도 끓인 다음 보온병에 담는 것이다. 끓인 물을 보온병에 담으면 하루 종일 이온화된 상태를 유지할 수 있다. 이렇게 담긴 물을 30분마다 조금씩 뜨거운 차처럼 마신다.

이렇게 특별히 만든 물을 평상시 마시는 물 대신으로 생각하면 안 된다. 이온화된 물은 보통의 물처럼 세포에 수분을 공급하는 능력이 떨어지고, 몸은 조직을 청소하는 목적으로만 이온수를 사용하기 때문이다.

감량된 체중을 영구적으로 유지하기 위해서는, 몸을 청소하고 정화하는 것이 생활 방식의 변화와 함께 이루어져야 한다. 여기서 중요한 것은 정신과 신체의 연결이다. 정신과 신체의 연결이 공고해질 때 여러분은 자연스럽게 건강한 삶을 원할 것이다.

그렇게 되면 더욱더 건강한 방법으로 체중을 감량할 수 있다. 여러분은 예뻐지고 싶다는 목적을 초월하여 젊음을 되찾고 활력과 건강을 되찾는 데 필요한 것들을 느낄 것이다.

체중 감량에 필요한 세부적인 것들을 정리해보자.

먹는 음식

영어 속담에 "당신이 먹는 것이 바로 당신이다"라는 표현이 있다. 이 표현은 옳은 말이지만, 단지 절반의 진실만을 담고 있다. 그렇다 해도, 여기서는 식습관에 관해서만 초점을 맞춰보자. 여러분이 언제, 어디서, 얼마만큼을 먹는지가 여러분의 몸이 얻는 영양분의 질을 결정한다.

앞으로 설명하는 것들은 여러분의 체중 감량 프로그램을 보완해줄 것들을 간략히 정리한 것이다.

아침 식사

추천하는 것

- 아침 식사를 거르는 것은 무방하다. 그렇지 않으면 오트밀을 우유나 물에 부어 걸쭉하게 끓인 죽처럼 영양가가 높고 건강한 식단으로 가볍게 하라. 오렌지나 레몬 등의 감귤류를 제외한 과일만으로 아침 식사를 하는 것도 나쁘지 않다.

피해야 할 것

- 두유 : 콩에는 천연 식품 독소(효소 저해 물질)가 들어 있다. 또 유전자 변형 콩을 사용했을 수도 있고, 잠재적으로 호르몬 균형에 나쁜 영향을 미친다.
- 시리얼과 함께 먹는 과일 : 시리얼에 과일을 넣으면 몸속에서 발

효되어 독소를 배출하므로 피해야 한다.

- **동물성 단백질**: 아침 일찍 먹는 치즈, 육류, 햄, 달걀 등과 요구르트나 감귤류 과일처럼 신맛이 나는 음식은 보통 아그니, 즉 소화의 불을 빠르게 가라앉힌다.

점심 식사

추천하는 것

- **시간**: 태양의 고도가 가장 높을 때인 낮 12시에서 12시 30분 사이가 적당하다. 하루 중 가장 든든한 식사는 점심에 먹어야 한다.
- **물**: 소화력을 증가시키고 혈액을 맑게 유지하며 담즙이 정상적으로 분비될 수 있도록 식사 중간에 뜨거운 물을 조금씩 마신다. 또 점심 식사를 하기 30분 전, 그리고 점심 식사를 마치고 두 시간 반 후에 한 잔씩의 물을 마신다.
- **샐러드**: 익히지 않은 음식과 조리된 음식은 서로 다른 종류의 소화 효소를 필요로 한다. 따라서 식사 초반에 샐러드를 먹는다. 조리된 음식을 먹고 나서 익히지 않은 음식을 먹으면 나중에 먹은 날음식이 소화되지 않고 발효된다. 샐러드 드레싱의 경우, 엑스트라 버진 올리브 오일과 레몬 주스로 만든 것처럼 기름이 주가 되는 것을 고른다. 이것은 익히지 않은 샐러드를 소화시키는 데 도움이 된다.

피해야 할 것

- **음료**: 식사와 함께 먹는 알코올이나 와인 같은 음료는 소화액을

묽게 만들고 소화불량과 체중 증가를 불러일으킨다.

저녁 식사

추천하는 것

- 시간: 저녁은 오후 6시에서 7시 사이가 좋다. 저녁에는 아그니(소화의 불)가 약하다. 소화 효소의 생산은 저녁 8시면 멈추므로 밤에 잠들기 전에 완벽하게 소화될 수 있도록 이른 저녁 식사를 하는 것이 좋다.
- 채소: 여러 가지 채소를 이용하여 신선하게 조리된 야채수프를 무염 버터나 코코넛 오일을 곁들인 통밀 빵, 통밀 토스트 혹은 통밀 크래커와 함께 먹는다.

혹은 익힌 채소를 쌀밥이나 살짝 익힌 곡물류와 함께 먹는 방법도 있다. 야채수프나 채소에 향신료나 허브, 정제되지 않은 천일염으로 양념하거나 조리한 후에 버터나 코코넛 오일을 곁들여도 된다. 이때 버터나 코코넛 오일은 1인분 기준 티스푼으로 한 스푼 정도가 적당하다(코코넛 오일 외의 다른 오일은 소화가 잘되지 않으므로 저녁 식사 때는 피해야 한다).

피해야 할 것

- 단백질: 육류, 돼지고기, 가금류, 생선, 햄, 달걀, 견과류 그리고 단백질이 다량 함유된 음식은 피해야 한다. 저녁 시간에는 아그니가 약해서 단백질을 소화시키기 어렵다.

• 유제품 : 요구르트, 치즈, 과일 및 샐러드에는 기본적으로 세균이 많이 들어 있다. 이런 것들을 저녁에 먹으면 잘 소화되지 않고 몸속에서 발효된다.

• 기름진 음식 : 기름을 이용해 익히거나 튀긴 음식 혹은 (익힌 당근이나 비트 혹은 무를 제외한) 감자와 같은 뿌리채소를 밤에 먹으면 소화시키기가 어렵다.

무엇보다 규칙적인 식사가 중요하다는 사실을 명심해야 한다. 식사를 규칙적으로 하면 어떤 음식을 얼마나 먹을지 몸이 예측할 수 있다. 이것은 몸이 기근 상태로 받아들이는 불확실성을 없앤다. 기근 상태라고 여기면 몸은 포도당을 지방으로 전환하여 저장하게 되고, 체중이 불어난다.

경험 법칙

• 소화가 잘 안 되는 음식, 기름지고 튀긴 음식, 숙성된 치즈, 요구르트는 피해야 한다.

• 하루에 한두 개의 신선한 과일을 먹는다. 신선하게 짜내 (물로 희석시킨) 과일 주스만 마신다. 공장에서 만들어진 주스는 살균 처리가 되고 몸을 산성으로 만든다. 판매되는 주스의 대부분에는 인공 감미료가 들어 있으므로 피해야 한다.

과일이나 과일 주스는 반드시 공복에 먹거나 마셔야 한다. 과일을 먹기에 가장 좋은 시간은 늦은 아침이나 오후 중반, 혹은 다른 것 없이 과일로만 아침 식사를 하는 것이다. 계절 과일을 선택하고 자신이 나고 자란 곳에서 재배된 과일이 좋다.

- 아침 식사나 간식으로 건포도, 말린 무화과, 대추, 말린 자두 등을 물에 불려 먹는 것도 좋다. 말린 과일을 물에 불려 먹으면 소화가 잘된다.
- 절대 먹지 말아야 할 것 중 하나가 냉동식품이다. 냉동식품에는 생명력이 전혀 없기 때문에 영양소 흡수가 제대로 되지 않는다.
- 음식을 데우기 위해 사용하는 전자레인지는 음식의 분자 구조를 붕괴시키고 생명력을 파괴한다. 따라서 전자레인지로 조리한 음식은 영양가가 없고 소화가 안 된다.
- 너무 차가운 음식이나 음료는 여러 시간 동안 아그니, 즉 소화의 불을 꺼뜨린다. 차가운 음식은 위장세포를 수축시키고 적절한 양의 소화액을 분비하지 못하게 방해하는 것은 물론, 위장의 신경을 무디게 하거나 손상시킨다.
- 일주일 혹은 한 달에 하루는 수프, 신선한 주스, 물, 허브차, 이온수 등의 유동식으로 식사하는 것이 좋다. 그리고 다음 날에는 천천히 평소의 정상적인 식사로 되돌아간다. 이렇게 하면 소화 기관의 부담을 경감시키고 축적된 독성 노폐물을 제거하는 능력이 개선된다.

식사하는 동안

- 식사를 할 때는 앉아 있어야 한다. 소화 기관은 여러분이 앉은 자세로 식사할 때 적절한 양의 소화액을 분비할 수 있다.

- 라디오나 텔레비전을 켜놓지 말고 책이나 신문을 읽는 것도 삼간 채 평온한 분위기에서 식사해야 한다. 그것이 무엇이든 식사를 방해하는 것은 소화에 필요한 효소를 적절히 공급하는 몸의 능력을 약화시킨다.

- 식사를 마치고 테이블을 떠나기 전에 최소한 5분 정도는 조용히 앉아 있어야 먹은 음식들이 위장에 자리 잡을 시간이 있다. 식사 후의 짧고 가벼운 산책은 소화에 큰 도움이 된다.

- 음식을 천천히 씹어 먹어야 한다. 침은 음식을 매끄럽게 만들고 조리된 탄수화물이 소화가 잘되도록 만든다. 음식을 천천히 씹어 먹으면 췌장과 작은창자에 소화 효소와 미네랄을 분비하라는 신호를 보낸다. 음식을 씹는 행위는 기억력을 개선시키고 스트레스 호르몬의 분비를 감소시킨다. 또한 음식이 부패하거나 발효되는 것을 방지하고 칸디다균의 과잉 증식을 예방한다.

음식을 씹는 행위는 물리적인 행동 이상의 것을 의미한다. 자신이 먹는 것을 의식하면서 천천히 마음을 담아 식사해보자. 무엇을 먹을지 고를 때는 적극적으로 선택하고, 충분한 시간을 들여 접시에 담긴 음식을 바라보면서 음식의 색과 맛 그리고 형태를 의식해야 한다. 식사하는 동안의 분노와 긴장, 그리고 언쟁이나 잡담은 소화에 부담을 주고 소화를 방해한다.

이것이 어떻게 체중 감량에 도움을 줄까? 연구 결과에 의하면, 체중 증가는 만성 스트레스와 관련이 있고, 식사하는 동안의 스트레스보다 체중 증가에 더 밀접한 관련이 있는 것은 찾아볼 수가 없다!

• 몸에 항상 넉넉한 수분을 유지하는 것은 체중 감량을 위한 또 다른 핵심 요인이다. 날마다 여섯 잔 내지 여덟 잔의 물을 마셔야 한다. 깨끗하고 신선한 물일수록 좋다.

음식에 대한 진실

동물성 단백질: 고기란 무엇인가?

대부분의 미국인들이 즐겨 먹는 식단은 스테이크, 소고기, 민스파이(잘게 다진 고기를 넣고 구운 과자), 치킨, 초대형 햄버거와 같은 육류와 유제품으로 이루어져 있다. 이런 음식들은 당연히 맛이 좋고, 육류와 가금류 식품을 만드는 산업은 우리를 이런 맛에 길들여왔다. 서구사람들이 자신들에게 실제로 필요한 것보다 최소한 50% 이상 더 많은 단백질을 섭취하고 있다는 사실을 아는가?

우리 몸의 세포 결합 조직을 쓰지도 않는 단백질로 채움으로써, 우리 몸에는 해로운 산성 물질과 노폐물이 흘러넘치게 되고, 그 결과 질병이 생길 비옥한 환경을 만들고 있다. 또한 이것은 소화관을 막히게 하고 림프계에 지나친 부담을 안겨준다.

동물성 단백질은 식물성 단백질과 달리 소화시키기 어렵다는 데 문제가 있다. 인간의 몸은 동물성 단백질을 적절히 분해하여 아미노산으로 만드는 능력이 부족하다. 실제로 건강한 소화 기관이라도 섭취한 동물성 단백질의 단지 25% 정도만 대사시킬 수 있다.

따라서 소화되지 않은 고깃덩어리들이 20시간에서 많게는 48시간 동안 작은창자에 머무르면서 썩기 시작한다. 이로 인해 고기에서 독소가 만들어지는데, 이 독소는 질병을 유발할 뿐만 아니라 림프계 폐색의 원인이 된다. 림프계 폐색은 먼저 몸의 중심부에서 시작해 결국에는 몸 전체에 퍼진다.

소화되지 않은 육류의 나머지는 더 오래 머물기도 하는데, 놀랍게도 20~30년 혹은 그 이상 남아 있는 경우도 있다. 썩고 있는 육류는 질소 노폐물의 형태로 신장에 과중한 부담을 안겨준다. 육류를 적당히 먹는 사람일지라도 그의 신장은 채식하는 사람의 세 배로 많은 일을 해야 한다.

여기서 생각해봐야 할 다른 문제가 있다. 가축은 도살되면서 그 즉시 부패와 세균의 증식이 시작되고 그 고기가 정육점이나 식품점에 도착할 때쯤이면 부패와 세균 증식이 매우 활발해진다.

파괴적인 효소가 죽은 동물의 살에 있는 세포를 즉시 파괴하기 시작하고, 이로 인해 질병의 원인이 되는 퇴행성 물질인 프토마인이 만들어진다.

육류는 몸을 산성으로 만드는데 소화되지 않았을 경우에는 더욱 심한 산성을 만든다. 이것은 다시 미네랄과 다른 영양소의 손실을 불러일으킨다. 이와 반대로 인간의 몸은 진화를 거치면서 식물성 단백질을 소화시킬 수 있도록 설계되었다.

채소가 육류와 달리 완벽한 단백질, 즉 인간의 몸이 생산하지 못하는 아홉 가지 아미노산을 모두 제공하지 못한다고 생각하는 것은 오해다.

여러분이 다양한 종류의 채소를 먹는다면, 육류를 섭취했을 때와 정확히 동일한 아미노산을 얻을 수 있을 뿐만 아니라, 육류에는 들어 있지 않고 건강에 좋은 미네랄이나 섬유질을 얻을 수 있다.

채소: 부피를 키워라

과일과 채소는 건강에 좋을 뿐만 아니라 체중 감량에도 직접적인 도움이 된다. 채소는 부피가 큰 식품이다. 다시 말해서 채소는 육류나 가금류 또는 유제품에 비해 더 빨리 '포만감'을 준다. 채식주의자의 식단을 따랐을 때 식사량이 줄어드는 것은 바로 이 때문이다(채소가 고기보다 맛이 없어서가 아니다!).

또한 채소와 과일에는 육류가 제공하지 못하는 영양이 가득해서, 몸이 특정한 영양소에 대해 굶주리는 일이 없다. 이것은 육식을 하는 사람에 비해 좀 더 다양한 식단을 가진 채식주의자가 음식에 대한 갈망으로 고통을 겪지 않는 이유를 설명해준다.

채소에는 건강에 좋고 질병을 피하는 데 도움이 되는 비타민, 미네랄, 효소, 섬유질, 항산화 물질, 단백질 등이 들어 있다.

연구 결과에 의하면, 평균적인 미국인의 식단에는 8%의 과일과 채소만 있다고 한다. 문제는 식단을 구성하는 나머지 92%가 저탄수화물 및 저지방임에도 불구하고 영양학적으로 아무런 의미가 없는 가공식품들이라는 사실이다. 이것은 음식에 대한 갈망을 부채질할 뿐이다.

체중을 감량하기 위해 채식주의자가 될 필요는 없다. 과일과 채소가 식단의 큰 부분을 차지하기만 하면 되고, 육류나 가금류는 적은 양을 먹고 매 끼니 먹을 필요도 없다.

또 채소는 유해한 '활성 산소'에 대응하는 뛰어난 항산화 물질 공급원이다. 활성 산소(자유 라디칼, 유해 산소)란 여러 가지 독성 원천으로부터 몸으로 유입된 불안정한 분자를 일컫는다.

활성 산소는 스스로의 생존을 위해 건강한 분자들을 먹어 치울 뿐 아니라, 자유롭게 돌아다니게 놔두면 세포를 손상시켜 만성 퇴행성 질환을 일으킬 수도 있다.

지방은 잘못이 없다!

우리는 그동안 지방이 건강을 유지하는 데 최대의 적이고, 특히 과체중이거나 비만인 사람은 반드시 피해야 하는 것이라고 믿도록 길들여져왔다. 그 바람에 1980년대와 1990년대에 저지방의 대유행을 겪었고, 저지방의 유행은 지나치게 열성적인 대중매체와 체중 감량 프로그램의 범람으로 크게 증폭되었다.

그러나 여러분의 몸에서 지방을 빼앗으면 영양 결핍과 만성 질환을 불러올 수 있다. 왜냐하면 우리가 먹는 음식에서 영양소를 흡수할 때 지방이 꼭 필요하기 때문이다. 미네랄, 베타카로틴, 비타민 D 그리고 비타민 E 등의 많은 영양소는 지용성이고, 우리가 섭취하는 음식에 충분한 양의 지방이 있을 때만 대사 과정을 거쳐 흡수될 수 있다.

중요한 것은 건강한 지방을 선택하고 적당량을 섭취하는 것이다.

건강한 지방에는 엑스트라 버진 올리브 오일이나 아마씨유 그리고 견과류, 씨앗, 아보카도, 코코넛 등의 식물에서 나온 기름 등이 있다.

소금: 바다의 선물

지방과 마찬가지로, 소금 역시 사람들에게 온갖 비난을 받은 식재료다. 우리는 그동안 많은 양의 나트륨을 섭취하는 것이 고혈압, 동맥 질환, 신장 질환, 체액 저류 등의 원인이 된다고 믿도록 길들여져 왔다.

하지만 소금 없이 음식을 만들거나, 혹은 소금을 뿌리지 않은 스크램블드에그를 상상해보라! 질병을 일으키고 체중을 늘리는 것은 이런 음식들보다는 가공식품에 들어 있는 정제 소금이다. 가공식품은 영양가가 없고 혈당을 비정상적으로 급증시키는 것은 물론이고, 많은 양의 정제 소금과 나트륨 화합물이 들어 있다. 가공식품을 먹었을 때 나트륨 수치가 급증하는 것은 이 때문이다.

그렇다면 무엇이 문제일까? 우리 몸은 주요 영양소의 흡수를 돕기 위해 나트륨이 필요하고, 신경과 근육이 기능하고 몸 안에서 수분과 미네랄의 균형을 맞추기 위해서도 나트륨이 필요하다. 때문에 소금 섭취는 불가피하다. 그렇지 않은가?

어디에나 흔히 사용되는 양념이면서 우리들 대부분이 그것 없이는 살 수 없는 식탁용 소금은 너무 많이 정제되어 있고 표백되어 있으며 미네랄이 전혀 들어 있지 않다. 실제로 정제 소금은 90% 이상이 나트륨이지만, 정제되지 않은 자연 그대로의 소금에는 50%의 나트륨만들어 있다. 그리고 나머지는 각종 미네랄과 미량의 원소들이다.

우리 몸이 건강하게 기능하는 데 있어 매우 필수적인 원소로서 정제되지 않은 천연 소금에 들어 있는 미네랄로는 마그네슘, 칼슘, 칼륨 그리고 황산염 등이 있다.

하지만 정제 소금에는 알루미늄, 페로시안화칼륨, 표백제 및 염소와 같은 독성 화학물질이 들어 있고 이것이 여러분의 건강에 미치는 영향은 불을 보듯 뻔하다.

산성도: 줄타기 곡예

인간의 몸은 수많은 균형 잡기를 수행하는데, 그중 하나가 바로 산과 알칼리의 비율이다. 비만은 혈액과 조직을 산성으로 만드는 독성 물질의 수치가 매우 높은 것으로 특징지을 수 있다.

이것은 과도한 스트레스, 가공식품과 육류 및 유제품에 치우친 식단, 그리고 수분 섭취의 부족 등이 원인이 될 수 있다. 몸 자체에서 신진대사를 위한 염산과 같은 산을 스스로 만들기도 하고, 세균과 효소가 산을 만들어 혈액과 조직에 분비하기도 한다.

몸의 기능이 가장 적절한 수준을 유지하기 위해서는 산성보다 알칼리성에 가까워야 한다. 그 비율은 바로 산성도(pH)에 의해 표현된다. 산성도는 기본적으로 여러분의 혈액과 조직에 있는 수소이온농도를 의미한다. 혈액의 pH가 7.4 정도는 되어야 건강한 몸이다. 혈액의 pH값이 7.34 이하로 떨어지면 산성 혈증으로 고통을 겪을 위험이 있다.

산성도가 올라가면 몸은 산성을 중화시키기 위해 자동적으로 몸의 어디에서든 미네랄을 침출시키는데, 예를 들면 뼈와 치아에서 칼슘을 추출하는 것이다.

여러분의 건강한 체중 감량 계획의 일환으로, 식단에서 가공식품과 육류를 최소화하고 날마다 적어도 여섯 잔에서 여덟 잔의 물을 마시는 것이 좋다. 또한 약간의 운동을 병행하고, 스트레스를 줄이려고 노력해야 한다는 것도 명심해야 한다.

체중을 늘리려고 약을 먹는가?

여러분은 자신이 부족한 것 없이 모두 잘하고 있지만, 이상하게도 여전히 살이 찐다고 생각할 수 있다. 체중이 불어나는 것은 복잡한 문제이고 수많은 요인들과 연관되어 있다. 그 요인들 중 하나가 아마 여러분이 복용하고 있을지도 모르는 약이다.

일부 처방약은 실제로 여러분의 체중이 한 달에 몇 킬로그램에서 많게는 10킬로그램까지 불어나는 원인이 된다. 이런 결과를 만들어 내는 주범으로는 스테로이드, 항우울제, 정신병 약, 항경련제, 먹는 피임약, 당뇨약 그리고 고혈압과 속 쓰림을 치료하는 약 등이 있다.

이러한 약들은 식욕을 비롯해 인슐린 수치를 조절하는 기능에 이르기까지 몸의 서로 다른 여러 기능들에 관여한다.

중년의 위기

체중 증가는 갑상선 기능 저하증, 갱년기(폐경기), 섬유근육통, 다낭성 난소 증후군 등의 질병들과 관련된 부작용일 수 있다.

갑상선 기능 저하증은 갑상선 호르몬 결핍과 관련 있는 질병이다. 갑상선은 식욕 조절과 직접적인 관계가 있고 렙틴 호르몬 수치 및 그렐린 호르몬 수치에 반응한다.(제11장 참조)

갑상선 호르몬 결핍은 식욕을 떨어뜨리고 지방의 축적과 체액 저류 그리고 결과적으로 체중 증가의 원인이 되는 대사 장애를 불러일으킨다.

많은 여성들이 복부에 살이 찌면서 폐경기가 나타난다는 것을 인지하고 있다. 이는 폐경기 전후에 여성호르몬인 에스트로겐 수치가 불규칙적으로 오르내리는 과정에 기인하고, 폐경기가 지나면 에스트로겐 수치가 낮아진다.

주로 난소에서 만들어지는 에스트로겐은 몸의 전체적인 호르몬 균형에 기여한다. 에스트로겐 수치가 감소했을 때 여러분의 몸은 본능적으로 지방 조직이나 피부와 같이 에스트로겐을 생산할 다른 수단을 찾게 된다. 이때 지방세포는 매우 중요한 호르몬 균형에 기여하게 되고, 여러분의 몸은 지방 조직을 유지하고 심지어 체중 감량을 위한 노력을 좌절시키려고 몸부림친다.

또한 에스트로겐은 지방 조직과 함께 식욕, 신진대사, 소화 및 해독 작용을 조절하는 복잡한 바이오피드백 네트워크의 일부분이다. 이것들 중 어느 하나라도 경로를 이탈하면 잠재적으로 체중 증가를 불러일으킨다.

설상가상으로 여러분의 식단에 가공식품과 청량음료가 많이 포함되어 있고 만성 스트레스에 시달리고 있다면, 여러분에게 인슐린 저항성이 있을 가능성이 매우 높다. 이것은 여러분을 체중 증가의 제1후보로 만든다.

잠을 안 자면 살이 빠진다?

터무니없는 얘기로 들리겠지만, 잠을 설치거나 충분한 잠을 못 자면 체중이 불어날 가능성이 높아질 수 있다. 다음 제11장에서는 수면 패턴의 불균형이 어떻게 렙틴 호르몬 수치와 그렐린 호르몬 수치의 불균형을 초래하는지에 대해 논의할 것이다. 렙틴은 지방세포에서 생산되는 호르몬이고, 그렐린 호르몬은 식욕과 연관이 있다.

밤에 숙면을 취하려면, 멜라토닌 수치를 정상으로 유지하기 위해 밤 10시 이전에 잠자리에 들어야 한다(비정상적인 멜라토닌 수치는 갑상선 호르몬을 억눌러 갑상선 기능 저하증을 유발하고 대사량이 줄어들면서 체중 증가를 초래한다).

잠자리에 늦게 들거나 불규칙한 수면 패턴은 제쳐두고라도, 수면 무호흡증으로 불리는 증상도 체중을 증가시킬 수 있다. 과체중인 중년의 남성이나 여성에게 일반적인 수면 무호흡증은 글자 그대로 잠을 자면서 주기적으로 호흡이 멈추는 증상이다. 이렇게 호흡이 멈추는 증상은 5초 내지 10초 정도까지 유지된다.

수많은 연구 결과를 통해 이처럼 파괴적인 수면 패턴이 렙틴과 그렐린 호르몬에 나쁜 영향을 미친다는 사실이 입증되었다.

운동 : 생명력을 일깨운다

운동은 단순히 육체적인 활동만을 의미하는 것이 아니다. 운동은 생명력을 불어넣고, 신진대사를 증진시키며, 면역력을 키우고 '행복' 호르몬을 분비한다. 지방을 태우는 것은 물론이다.

지나친 유산소 운동, 혹독한 웨이트 트레이닝, 그리고 격렬한 노동은 몸에 해롭다.(제12장 참조) 따라서 몸의 능력과 신체 타입에 맞도록 운동량을 조절하며, 편안하고 적절한 운동을 해야 한다.

여러분이 따라 할 수 있는 운동법은 다음과 같은 것들이 있다.

- 가벼운 아침 산책이나 저녁 산책
- 운동할 때는 항상 코로 숨을 들이마시고, 해로운 '아드레날린 호흡'을 피하기 위해 입을 다물어야 한다. 입으로 숨을 쉬면 저장된 에너지를 빠르게 고갈시키고 스트레스 호르몬의 분비를 유발한다.
- 자신이 가진 능력의 50%까지만 운동을 한다.
- 최소한 30분 정도씩 하루에 한 번 혹은 두 번 신선한 공기에 신체를 노출시킨다.
- 에너지와 유연성을 유지하기 위해 규칙적으로 요가, 태극권, 필라테스 혹은 이와 유사한 피트니스 운동을 적극 추천한다.
- 자신이 선호하는 방식의 명상도 좋다.

태양을 피하지 마라

운동과 함께 규칙적으로 햇볕을 쬐는 것은 생명력을 활성화시키는 가장 완벽한 방법이다. 야외에서 운동하기에 가장 적당한 시간이 아침이라는 것은 누구나 쉽게 생각할 수 있는 결론이다.

아침에 하는 운동이 산책이든 조깅이든, 혹은 인터벌 트레이닝이든 실외로 나가서 생명력을 활성화시키는 것은 남은 하루 동안 활기를 북돋워준다.

규칙적으로 햇볕을 쬐는 것은 무한한 장점을 갖고 있다. 연구 결과는 환자들에게 햇볕 쬐는 양을 조절해주었을 때 고혈압 환자의 혈압이 크게 떨어지고, 혈류 속의 콜레스테롤이 줄어들며, 비정상적으로 높은 혈당이 떨어지고, 질병에 대항하기 위해 필요한 백혈구의 수가 증가한다는 사실을 밝혀냈다.

햇볕의 자외선 영역은 솔리트롤이라 불리는 피부 호르몬을 활성화시킨다. 솔리트롤은 우리의 면역 체계와 수많은 조절 중추에 영향을 미치고, 뇌의 솔방울샘에서 분비되는 호르몬인 멜라토닌과 함께 기분을 전환시키고 생체 리듬을 조절한다.

적혈구에 들어 있는 헤모글로빈은 모든 세포의 기능에 필요한 산소에 달라붙기 위해 자외선을 필요로 한다. 따라서 햇볕을 쬐는 양이 부족할 때 거의 대부분의 질병에 대해 일정 부분의 원인을 제공하는 것이 된다.

또한 햇빛은 뼈의 성장과 발달 그리고 혈액을 통한 미네랄의 흡수에서 중요한 역할을 하는 비타민 D의 생성을 자극한다. 비타민 D의 결핍은 다양한 질병을 일으킬 수 있다.

햇빛이 강한 한낮에 단지 15분 정도만 태양 빛에 노출되는 것만으로도 몸에서 필요로 하는 모든 비타민 D를 생산하는 데 충분한 양이 된다.

햇빛과 비타민 D가 체중 감량과 직접적인 연관성이 없는 것처럼 보일 수도 있지만, 이것은 여러분의 전체적인 체중 감량 및 건강 계획의 일부로 여러분의 건강한 생활 방식을 조절하는 핵심적인 요소다.

비만은 정신의 문제다

내가 만약 비만은 정신의 문제라고 말한다면, 여러분은 어떻게 받아들이겠는가? 이런 식으로 생각해보자. 비만은 지방을 축적하는 것과 많은 관련이 있는 것처럼 자신과 자신을 둘러싼 세상에 대한 스스로의 인식과도 관련이 있다.

이는 현대의 주류 의학이 놓치고 있는 중요한, 아마도 가장 중요한 연관일 것이다. 비만인 사람뿐만 아니라 많은 사람들이 독성을 축적하는 생활 습관을 갖고 있는데, 서로 다른 사람들의 몸은 이런 독성에 대해 각자 다른 방식으로 반응한다. 비만인 사람은 자신의 지방세포에 물리적인 독소를 축적할 뿐만 아니라 정서적인 독소도 축적한다.

자신과 타인에 대한 여러분의 생각 그리고 여러분의 삶을 규정하는 기본적인 가정과 전제들이 여러분의 체중에 엄청난 영향을 미친다. 이에 대해서는 제4장에서 자세히 기술한 바 있는데, 거기서 나는 파괴적인 사고방식, 정서적 외상을 끌어안고 사는 것, 스트레스 반응 그리고 과체중에 대한 부정적인 믿음을 논의했다.

어떤 종류의 신체적·정신적 혹은 정서적 치유를 시도하더라도, 여러분은 중요한 결정을, 아마도 여러분의 남은 인생에서 가장 중요한 것이 될지도 모를 결정을 내려야만 한다. 여러분이 어떤 방식으로 그 것을 바라보는지에 따라 가장 쉬운 결정이 될 수도 있고 가장 어려운 결정이 될 수도 있다. 이것은 정서적으로 완전해지는 결정, 즉 간단히 말해 스스로를 치유하는 결정이다.

신체적·정신적 혹은 영적인 치유가 뇌와 다른 장기들에서 생리적인 변화를 일으킨다는 것은 증명된 사실이다. 이것은 우리의 생각과 신념 그리고 감정이 대뇌 피질에 저장될 뿐만 아니라, 신경 전달 물질이라 불리는 화학적 정보 전달 매개체에 의해 형성된 복잡한 신경 경로를 통해 세포와 조직에도 저장되기 때문이다.

자연치유 기법은 이처럼 세포 기억에 영향을 미치지만, 그 시작은 스스로를 치유하기로 결정한 여러분의 결정과 함께 정신에서 비롯된 다는 사실을 명심해야 한다. 정신과 몸의 연결이 작동하는 것을 명확히 인식하고 스스로를 치유하려는 내면의 지혜에 귀를 기울여야 한다.

아주 기초적인 것부터 시작하고 싶다면, 여러분의 치유력을 받아들일 수 있는 시간과 장소를 만드는 데에서 출발하면 된다. 공원이나 혹은 아침에 일어났을 때 침대 머리맡에 앉아서 또는 잠들기 전에 날마다 조용히 혼자만의 시간을 갖고 마음을 비우는 노력을 해보자.

이것을 며칠 동안 반복하면 여러분은 어느새 달라진 자신을 느낄 것이다! 이런 식으로 여러분의 정신을 정화하면 곧바로 스트레스에서 해방될 수 있을 것이다. 이것은 다시 내면을 치유할 힘을 기르기 위해 필요한 긍정적인 선순환을 만들기 시작한다.

사람마다 방식은 가지각색일 수 있다. 따라서 저녁 식사 후에 집 주변을 한 바퀴 돈다든지 혹은 저녁노을을 바라보거나 심지어 가만히 누워서 아무것도 안 한다든지 하는 식으로 자신만의 스트레스 해소법을 찾아야 한다.

이런 간단한 것들로부터 위로를 얻는 경험을 한다면, 여러분은 대부분의 사람들이 그런 것처럼 스트레스를 받는 삶이 아니라 여유를 즐기는 삶을 받아들이게 될 것이다. 그러고 나면 여러분은 점진적 이완법이나 명상 혹은 요가와 같이 정신과 몸의 균형을 다시 바로잡고 일체화시키는 다른 방법들을 원하게 된다.

과체중은 정말로 정신의 문제라는 사실을 다시 한 번 명심하기 바란다.

제11장
자연의 리듬

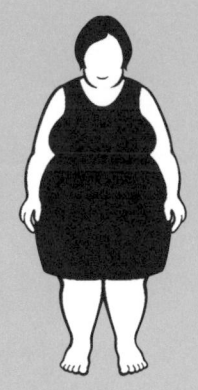

휴식

인간의 몸에 있는 다른 모든 것과 마찬가지로, 수면은 자연의 생체 시계를 따른다. 우리는 이를 24시간 주기 리듬(circadian rhythm)이라고 부르며, 24시간 주기 리듬은 몸의 모든 활동, 장기, 조직, 호르몬 그리고 소화, 배출, 재생 등과 같은 기능들을 조절한다.

수면은 몸이 휴식을 취하는 시간이고, 몸의 조직과 장기들이 힘을 추스르고 재충전하기 위해서는 수면이 필요하다. 자연의 시계에 의하면, 몸은 늦은 저녁에 스위치를 내리고 서서히 멈추는데, 몸의 정화 과정과 재생 과정이 시작되는 때가 바로 이 시간이다.

밤 시간 동안에는 정확히 어떤 일들이 일어날까? 예를 들어 세포의 성장, 재생, 원기 회복에 관여하는 성장호르몬은 밤 10시 이후 한밤중에 활발하게 분비된다. 간은 자정에서 새벽 2시 사이에 몸의 에너지를 받아 500여 가지의 기능들을 수행한다.

우리는 이런 과정이 진행되는 것을 의식하지 못하기 때문에, 종종 우리의 수면 주기를 몸의 자연스러운 리듬과 맞추는 것이 얼마나 중요한지 깨닫지 못한다.

몸의 활동 수준, 수면과 각성은 모두 24시간 주기 리듬과 연계하여 분비되는 세로토닌과 멜라토닌이라는 두 가지 호르몬에 의해 조절된다. 24시간 주기 리듬은 태양의 움직임을 따르기 때문에 밤 10시 무렵 잠자리에 들고 태양이 뜨는 시각인 아침 6시쯤 일어나는 것이 중요하다.

좀처럼 믿기지 않겠지만, 체중 증가와 비만의 요인에는 우리가 먹는 음식뿐만 아니라 우리가 얼마나 잠을 자고 언제 잠자리에 드는지도 포함된다.

이와 관련한 수많은 연구들이 수행되어왔으며, 만성적인 수면 부속, 너무 늦게 잠자리에 드는 습관, 밤을 새우는 습관, 불규칙한 수면 습관 등이 성인뿐만 아니라 어린이들의 과체중 및 비만과 밀접한 관련이 있음이 계속해서 밝혀지고 있다. 실제로 연구원들은 나이가 어릴수록 이런 연관성이 더 강해진다는 사실을 발견했다.

연구 결과들은 수면 부족이 제2형 당뇨에서 나타나는 포도당 과민증이나 인슐린 저항성과 연관이 있다는 사실 역시 시사하고 있다.

지난 30~40년 동안 많은 미국인들이 밤에 수면을 취하는 시간이 점점 줄어들고 있다. 어린이와 성인들이 30년 전에 비해 더 적은 수면을 취하는 것은 현대 사회의 한 단면이 되었다.

이런 추세는 미국에서 비만 인구가 극적으로 늘어난 시기와 정확히 일치한다. 연구 결과에서는 같은 기간 동안 2세~5세, 6세~11세 그리고 11~19세에 이르는 미국의 어린이와 10대 청소년들의 비만 인구수가 1970년대 초반에 비해 크게 증가했다는 사실을 발견했다. 지난 30년 동안 각각의 연령대에서 비만 인구수는 세 배로 증가했다.

이것이 순전히 우연의 일치일까 아니면 수면 부족과 과체중 사이에 밀접한 관련이 있는 것일까? 장기간에 걸친 연구와 실험실에서의 단기 연구 모두 만성적인 수면 단축, 다시 말해 수면 시간의 부족이 과체중과 비만의 위험을 증가시킨다는 사실을 시사한다.

이는 아마도 포도당 내성의 감소, 인슐린 민감도의 감소, 밤 시간의 코르티솔 농도 증가, 그렐린 수치 증가, 렙틴 수치 감소 그리고 배고픔과 식욕의 증가와 같은 신진대사 및 내분비계의 변화 요인들이 모두 작용한 결과일 것이다.

간단히 말해서 수면은 성인뿐 아니라 어린이들의 신경 내분비계 기능과 포도당 대사 조절에서 매우 중요한 역할을 한다. 이것은 수면이 본질적으로 몸의 호르몬 기능뿐만 아니라 신진대사, 즉 항상성과 밀접한 연관이 있음을 의미한다.

현대의 생활 방식에 나타나는 일시적인 수면 부족 혹은 지속적인 수면 부족이 오랫동안 이어지면 식욕과 신진대사를 조절하는 호르몬들 사이의 섬세한 균형을 깨뜨리는 생화학적 변화의 원인이 될 수 있다.

이러한 생화학적 변화는 점진적으로 식욕과 과식하는 습관을 키워 체중 증가와 비만을 불러일으키는 것으로 알려져 있다.

여기서 핵심적인 요인은 렙틴과 그렐린이라는 호르몬이다. 대충 이해하자면, 렙틴은 식욕을 억제하는 반면에 그렐린은 식욕을 자극한다. 지금부터 각각의 호르몬을 따로따로 살펴보고, 그들이 배고픔과 식욕에서 하는 역할에 대해 알아보자.

렙틴: 한밤중의 배고픔

렙틴은 몸의 지방 조직, 즉 간단히 말해 지방세포에서 생산되는 단백질 호르몬이다. 지방 조직, 즉 지방은 에너지를 저장하고 외부의 충격으로부터 몸을 완충시키고 보호하는 일 외에 여러 단백질 호르몬을 생산하는 내분비 기관의 역할도 수행한다.

흥미롭게도 지방 조직이 내분비 기관이라는 사실을 깨달은 것이 1994년에 렙틴 호르몬을 발견하는 계기가 되었다.

렙틴 호르몬은 여러분이 얼마만큼의 음식을 먹으면 충분한 식사가 되는지를 뇌가 알 수 있도록 해준다. 따라서 렙틴 호르몬 수치가 높으면 포만감 신호를 보내 식사를 중단하도록 만든다. 마찬가지로 렙틴 호르몬 수치가 낮으면 배고픔 신호를 보내 식사량이 증가하게 된다.

이 호르몬은 에너지 균형을 조절하기 위해 다른 방식으로 작용하기도 한다. 식사량이 부족하고 그로 인해 충분한 에너지가 없으면, 렙틴 호르몬 수치가 크게 줄어든다. 이것은 여러분이 곧바로 식사하여 에너지를 보충할 수 있도록 하기 위해, 배고픔을 느끼게 하는 신호를 뇌에 보낸다.

이에 반해 몸에 에너지가 충분할 경우에는 렙틴 수치가 올라간다. 이것은 몸에 에너지가 충분하다는 신호를 뇌에 보내 식욕을 억제한다. 그 결과, 여러분은 한 그릇 더 먹겠느냐는 제안에 아니라고 대답할 것이다.

실험실에서 진행한 실험에서는 렙틴이 과식보다 배고픔에 더 민감한 것으로 관찰되었다. 다시 말해서 배가 고플 때는 렙틴 수치가 크게 떨어지지만 과식했을 때는 수치가 많이 오르지 않는다는 것이다.

연구 결과는 렙틴이 여러분의 수면 시간에도 매우 민감하다는 점을 시사한다. 한 연구에서는 실험 대상자들이 네 시간 동안 잤을 때의 평균적인 렙틴 수치가 열두 시간 동안 잔 실험 대상자들의 렙틴 수치에 비해 약 19% 낮다는 사실을 발견했다.

이것은 밤에 쉽게 잠을 이루지 못하는 사람들이 야식을 먹은 이후에만 잠을 잘 수 있는 이유를 설명하는 것으로 보인다!

인간의 몸에 적용되는 법칙은 모든 사람에게 똑같이 적용되지만, 개인차와 생화학적 프로세스의 차이가 특별한 연구 결과를 만들어냈다. 일부 연구에서는 수면과 비만의 연관성이라는 측면에 더해 뇌가 렙틴에 대한 저항성을 가질 수 있다는 사실이 발견되었다.

연구 결과에서는 일부 비만인 사람들이 혈액 내에서 순환하고 있는 렙틴 수치가 높지만 렙틴 효과에 대해 저항성을 갖고 있어서 과식하게 된다는 사실을 발견했다.

그렐린: 성장하는 식욕

렙틴은 수면과 비만의 관계를 설명하는 반쪽 측면에 불과하다. 나머지 반쪽은 그렐린이라 불리는 호르몬에 의해 결정된다.

그렐린은 기본적으로 배고픔, 식욕 그리고 에너지 조절에서 중요한 역할을 하는 성장호르몬이라고 할 수 있다. 렙틴이 발견되고 5년 후인 1999년에 발견된 그렐린은 학습과 기억에도 매우 중요한 역할을 한다.

그렐린은 주로 위와 췌장에서 생산되고 시상하부에서도 생산된다. 그렐린 수치가 높으면 배고픔을 자극한다.

몸에 저장된 에너지가 고갈되면, 그렐린은 에너지를 아끼기 위해 몸이 지방을 축적하도록 만든다. 또한 그렐린은 에너지가 더 이상 고갈되지 않도록 하기 위해 축적된 지방의 분해를 감소시킨다.

그렐린은 렙틴과는 독립적으로 작용하는 것으로 보인다. 수면 부족은 그렐린 수치가 올라가는 것과 식욕이 증가하는 것에 관련이 있다. 연구 결과는 특히 수면 부족 상태인 실험 대상자가 탄수화물이 많은 식품에 대해 강한 식욕을 느낀다는 사실을 보여준다.

또 수면 부족은 포도당 내성이 40% 가까이 감소하는 것과도 연관이 있다. 그리고 포도당 내성이 감소하는 것은 인슐린 민감도가 감소하는 것과 관련되어 있다.

이 두 가지 신진대사 결핍은 제2형 당뇨의 발병 위험이 증가하는 것을 의미한다. 인슐린 민감도의 감소는 비만 위험성이 증가하는 것과도 관련이 있고, 종종 당뇨의 동반 질병으로 언급된다.

그렐린에 관한 상당한 연구에도 불구하고, 과학자들은 이 호르몬 수치와 비만 사이의 정확한 연관성에 대해서는 아직까지 확신하지 못하고 있다.

호르몬은 복잡한 방식으로 작동하고, 렙틴 혹은 그렐린과 비만 사이의 인과관계를 확정지어 말하기에는 아직 이른 감이 있다. 그러나 확실한 것은 이들 호르몬과 체중 증가 사이에 연관성이 있다는 사실이다.

충분한 수면 취하기

일부 추정치에 의하면, 미국인들은 평균적으로 여섯 시간 동안 잠을 잔다고 한다. 어떤 사람은 이 정도의 수면으로도 충분하겠지만, 대부분의 사람들이 그렇지 않으며, 특히 체중을 걱정하고 있는 사람들에겐 더더욱 충분하지 않은 수면 시간이다.

북미비만연구협회의 연차 과학 총회에서 발표된 컬럼비아 대학교의 연구에선 건강과 체중을 유지하기 위해 최소한 여섯 시간 이상 잠을 자야 한다는 사실을 발견했다.

연구원들은 국민영양건강조사(NHANES)에 참여한 1만 8000여 명의 10년 치에 가까운 데이터를 사용했다. 연구에서는 전체적인 식습관과 건강 습관에 관한 정보를 수집했는데, 비만에 기여하는 것으로 알려진 다른 요인들을 처리한 후, 컬럼비아 대학교 연구팀은 다음과 같은 사실들을 발견했다.

- 수면 시간이 네 시간 미만일 경우의 비만 위험은 수면 시간이 일곱 시간에서 아홉 시간인 참여자들과 비교했을 때 73% 증가한다.

- 평균 수면 시간이 다섯 시간이면 비만 위험이 50% 증가한다.
- 평균 수면 시간이 여섯 시간이면 비만 위험이 23% 증가한다.

시카고 대학교의 사회의학과 연구원들은 2008년에 발표된 논문에서 다음과 같은 연구 결과를 언급했다. 이 논문은 1960년에 미국 암학회에서 수행하여 일반인들의 평균 수면 시간이 8~8.9시간에 이른다는 사실을 발견한 조사 자료를 인용했다.

그로부터 35년이 지난 1995년에 미국 국립수면재단에서 수행한 조사에 의하면, 평균 수면 시간이 일곱 시간으로 감소했다. 오늘날 30세에서 64세 사이의 성인 남녀 중 30% 이상이 하루 평균 여섯 시간 미만으로 잠을 잔다.

수면 시간 단축은 어린이들에게도 적용된다. 2007년의 아동 초기 양육 및 발달 연구(NICHD Study of Early Child Care and Youth Development)에서는 과체중인 6학년 학생들이 그렇지 않은 학생들에 비해 잠을 적게 잔다는 사실을 발견했다.

또한 이 연구에서는 3학년 때의 수면 시간이 한 시간씩 증가할 때마다, 6학년이 되었을 때 과체중이 될 가능성은 40% 감소한다는 사실을 보여주었다.

수면 패턴과 비만에 관한 연구에서도 어린아이들은 최소한 아홉 시간 이상 잠을 잘 필요가 있으며, 실제로 10대 청소년들이 날씬하고 건강한 몸을 유지하려면 열 시간에서 열두 시간까지 잠을 잘 필요가 있다는 사실이 밝혀졌다.

생체 시계에 맞춰라

수면 시간이 왜 그처럼 지극히 중요한지를 이해하기 위해, 이 장 앞부분에서 언급한 생체 리듬으로 돌아가보자. 매일 밤 충분한 시간 동안 잠을 자는 것이 그토록 중요한 이유는 무엇일까? 그리고 이런 주기를 유지해야 하는 이유는 무엇 때문일까? 또 인간의 몸이 이러한 리듬에 맞춰지지 않았을 때는 어떤 일이 일어나는가?

몸에서 일어나는 모든 프로세스가 생체 시계에 의해 조절되는 것으로 상상해보자. 그런 다음 각각의 모든 시계가 하나의 표준 시계에 연결된 것으로 생각해보자.

표준 시계는 각각의 모든 시계를 따로따로 조정하고 몸의 모든 활동들이 자신의 종합 계획에 따라 정확히 수행되는지를 확인한다. 종합 계획에는 오직 완벽한 평형 상태, 즉 균형을 유지하려는 지속적인 노력만이 포함된다.

몸의 표준 시계는 가장 영향력이 큰 자연의 시계인 24시간 주기 리듬의 통제를 받는다. 24시간 주기 리듬은 우리가 아침에 일어나게 만들고, 아침에 활동성이 가장 강하고 저녁이 되면 활동성이 감소하도록 만든다.

앞에서 나는 두 가지 중요한 호르몬인 멜라토닌과 세로토닌에 대해 언급했는데, 이 두 호르몬은 본질적으로 우리가 날마다 잠을 자고 깨어나는 리듬과 연결되어 있다. 멜라토닌의 분비는 규칙적인 24시간 주기 리듬을 따른다. 멜라토닌은 새벽 1시에서 3시 사이에 가장 왕성하게 분비되고, 정오 무렵에 가장 적게 분비된다.

멜라토닌을 분비하는 뇌의 솔방울샘은 몸의 모든 세포에서 즉시 사용 가능하도록 혈류에 직접 멜라토닌을 방출하고, 방출된 멜라토닌은 세포들에게 '지금이 몇 시인지'를 알려준다.

뇌는 또 다른 호르몬인 세로토닌을 합성한다. 세로토닌은 밤과 낮의 리듬, 성 행동, 기억, 식욕, 충동, 공포 그리고 심지어 자살 충동에 이르기까지 강력한 영향력을 행사한다.

세로토닌은 멜라토닌과 달리 낮에 더 많이 분비되는데, 한낮 무렵에 가장 왕성하게 분비되고 육체적 활동과 당분 섭취를 통해 활발히 분비된다.

생활에서 규칙성을 갖는 것이 왜 그렇게 중요한지를 이해한 다음에는 현대인의 생활 방식에 대해 살펴보자.

지난 30여 년간 세계 선진 각국 도시 사회는 매우 급격한 변화를 겪어왔다. 이처럼 숨 가쁘게 진행되는 생활은 밤의 유흥, 케이블 텔레비전과 위성 텔레비전, 야간 근무, 시간대가 다른 지역으로의 여행 증가, 그리고 컴퓨터와 인터넷의 발명 등의 매우 놀라운 변화를 가져다주었고, 이 모든 것들은 우리를 항상 깨어 있도록 만든다.

하루 24시간 1주일 7일 동안의 예측 가능한 단순한 생활을 벗어나면서 우리는 스스로의 건강에 대해 점점 무관심하게 변해버렸다. 수면은 가장 먼저 관심 밖으로 벗어난 것 중 하나였다.

여기에 패스트푸드와, 여러분의 몸에 헛칼로리를 공급하고 여러분을 비만으로 만드는 독점 기업의 공격적인 마케팅이 더해졌다.

미국 국립보건통계센터는 2004~2006년에 8만 7000명 이상의 성인들을 집집마다 방문하여 인터뷰를 진행한 결과, 수면 부족과 비만의 분명한 연관성을 시사했다.

수면 시간이 여섯 시간 미만인 사람들의 3분의 1이 비만인 반면, 수면 시간이 일곱 시간에서 여덟 시간인 사람이 비만일 확률은 22%에 불과했다.

만약 여러분이 체중 감량을 시도하고 있다면, 잠을 충분히 자는 것이 계획표 맨 위에 자리해야 한다. 적절한 시간 동안 잠을 자는 것은 자연스럽게 정상적인 체중을 유지하도록 해주는 그렐린과 렙틴 호르몬의 균형을 보장해준다.

또 여러분은 반드시 제때 잠을 자야 한다. 너무 늦은 시간에 잠자리에 들거나 혹은 잠을 자지 않고 나중에 너무 많은 수면으로 이를 보충하려 한다면, 이것은 몸을 혼란시키는 것이며 렙틴과 그렐린 호르몬의 균형을 무너뜨리는 결과를 초래한다.

경험 법칙 생체 시계의 스위치를 켜고 10시 무렵이 되면 전원 스위치를 꺼라. 그런 다음 매일 밤 최소한 여덟 시간 이상 자도록 노력하라. 자연의 리듬에 복종할 때, 여러분의 몸은 기꺼이 체중 감량과 다른 여러 가지 건강상의 이익으로 응답할 것이다.

제12장

운동이 아니라 활력

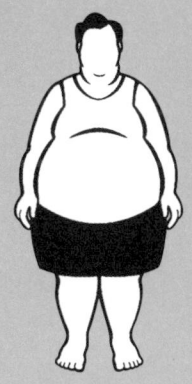

왜 운동을 하는가?

여러분이 과체중이라면, 아마 가장 자주 들었던 말이 '식이요법'과 '운동'이라는 단어일 것이다.

이 두 단어는 간단한 방법으로 사람들이 살을 뺄 수 있게 도와줄 수 있다고 믿는 영양학자와 체중 감량 '전문가'들이 가장 많이 사용하는 단어다.

그러한 접근법이 갖고 있는 문제점은 그들이 인간의 몸에 대해 증상에 치우친 견해를 내세우며 "칼로리를 줄이고 지방을 태우라"는 말을 하고 여러분이 그 말을 믿는다는 점이다.

언제나 변함없이 뒤따르는 것은 복잡한 식단표와 혹독한 운동 프로그램 그리고 체중 감량 계획의 성패를 가르는 목표 체중이다.

나는 이러한 접근법들이 사용하는 두 가지 원칙이 근본적으로 결함을 갖고 있다고 생각한다. 그들의 주장에 따르면, 증상(비만)은 질병이고 몸은 그저 부분의 총합일 뿐이다.

이들 전문가들은 단순한 생체 프로세스를 설명하기 위해 복잡한 단어로 구성된 전문 용어를 사용한다. 때때로 어떤 사람은 이것이 대중들을 어둠 속에 가두려는 의도적인 시도라고 생각하기도 한다!

무지는 불안과 두려움을 키우고, '효과적인' 치유를 위해 의학적 '전문가'들에게 의지하는 것, 지금의 경우에는 체중 감량 '전문가'들에게 의지하는 것 외에는 달리 선택의 여지를 남겨두지 않는다.

내가 만약 큰 고통 없이 체중을 줄일 수 있다고 말한다면 여러분은 어떻게 생각하겠는가? 게다가 여러분을 기진맥진하게 만드는 정기적인 운동 일정도 없이 가능하다면? 이에 대한 대답을 듣기 전에, 우선 왜 운동이 체중 감량과 건강을 위한 필수 요소 중 하나인지에 대해 살펴보자.

이제부터 여러분의 몸을, 단지 음식을 먹은 다음 그것을 태워 연료로 사용하거나 혹은 원치 않는 지방의 형태로 저장하는 인간형 기계로 생각해보자. 식단이나 운동 그리고 운동 프로그램 같은 것은 잠시 제쳐두고, 여러분의 몸이 에너지를 사용해 계속 움직이는 살아 있는 기계라고 생각하는 것이다.

기술의 발달로 일상의 활동이 바뀐 덕분에 우리 대부분은 하루 종일 앉아서 지내는 생활 방식을 갖게 되었지만, 이것은 결코 자연이 우리의 삶에서 의도한 바가 아니다.

인간의 몸은 생명력을 유지하기 위해 날마다 적당한 활동을 필요로 한다. 그것은 우리를 살아 있게 만들고 건강과 행복을 유지하도록 만드는 모든 생리학적인 프로세스와 생화학적인 프로세스에 활력을 불어넣는다.

예를 들어 적당한 활동은 우리가 음식을 소화하고 그것을 대사시키는 능력, 그리고 물질적인 불순물과 정신적인 불순물들을 배출할 수 있는 능력을 충만하게 해준다. 적당한 활동은 우리의 몸을 단단하고 탄력 있게 만들며, 스트레스에 대처하는 능력을 키운다. 또한 면역 체계 대부분을 차지하는 림프계를 유지시키고, 항상 최고의 상태로 기능하게 만들어준다. 심장에 의해 순환하는 혈액과 달리, 림프액의 순환은 글자 그대로 신체적인 활동에 의지한다.

사실 림프계의 순환은 호흡 메커니즘에 크게 의존하는데, 호흡 메커니즘은 횡격막의 도움으로 림프액이 림프관을 통해 움직일 수 있도록 해준다. 따라서 가벼운 복식호흡은 폐활량을 늘리고 혈액을 맑게 해줄 뿐만 아니라, 면역 체계를 강화하고 스트레스 해소에도 도움이 된다.

그에 반해 앉아서 지내는 생활 방식에 기인한 얕은 호흡은 정상적인 림프계 순환에 악영향을 미친다.

예를 들어 빨리 걷기, 가벼운 조깅과 사이클링 등은 요가와 같이 정신과 신체를 단련하고 명상을 하는 운동법이 그런 것처럼 호흡을 증가시킨다.

흥미로운 연구 결과가 하나 있다. 2009년 8월에 발표된 연구 결과에 의하면, 요가가 비만의 위험을 크게 감소시킬 수 있다고 한다. 시애틀에 있는 프레드허치슨 암연구센터에서 수행되고 《미국 영양학회 저널(Journal of the American Dietetic Association)》에 발표된 이 연구는, 이것이 요가의 신체적인 측면보다는 연구원들이 '사려 깊은 식생활'이라고 부르는 것과 더 관련 있다는 사실을 발견했다.

일반적인 요가는 정신이 여러 가지 신체 프로세스에 민감하게 만들고, 그럼으로써 건강한 삶과 운동에 대한 필요성을 만든다. 또한 요가는 오늘날 서구 사람들에게 턱없이 부족한 정신과 신체 사이의 중요한 연결을 가능하게 만들어준다.

연구원들에 의하면 '사려 깊은 식생활'을 하는 사람들은 배고픔과 포만감 모두를 포함한 자신들의 식욕에 대해 매우 잘 안다. 때문에 그들은 배고플 때 먹고 배가 차면 식사를 중단한다. 이것은 음식에 반응하거나 혹은 음식이 부족하거나 넘치는 것에 반응하여 몸이 보내는 신호를 잘 감지할 수 있어야 가능한 것이다.

과식하거나 아무 생각 없이 간식을 먹는 것과 달리, '신싸' 식욕에 반응하면 섭취량을 제대로 조절할 수 있으므로 체중을 적절히 유지할 수 있다.

요가를 하는 사람에게는 좀 더 미묘한 변화도 생긴다. 즉 건강한 삶을 영위하려는 욕구가 건강하게 먹고자 하는 욕구로 변하는 것이다. 요가를 하는 사람은 화학물질과 알코올이 들어가 있어 몸에 화학적 독성 물질을 축적시키는 가공식품과 음료를 자연스레 꺼리게 된다.

이것은 프레드허치슨 암연구센터의 연구원들에 의해 입증되었는데, 연구원들은 '사려 깊은 식생활'을 하는 사람들은 자신이 음식을 왜 먹는지, 그리고 얼마나 먹어야 자신들의 건강에 유익한지 잘 안다는 사실을 밝혀냈다.

흥미롭게도 연구원들은 걷기나 달리기 같은 종류의 신체적 활동과 '사려 깊은 식생활' 사이의 상호 연관성을 발견하지는 못했다. 따라서 그들은 체중 감량 프로그램 중 요가가 좀 더 효율적이라는 결론을 내렸다.

적당한 양의 걷기, 달리기, 수영 등과 같은 신체적 운동은 면역 체계를 크게 자극한다. 이런 운동들은 모든 연령대에서 신경근 통합을 개선시킨다. 운동을 하면 세포에 산소가 공급되기 때문에 우리는 행복감을 느낀다. 이것은 다시 자신감과 자부심을 크게 증가시킨다.

무리하지 마라

체중을 줄이기 위해 너무 힘들게 운동하면 스트레스 반응을 유발하고 그것이 다시 체중 증가를 불러온다. 격렬한 운동으로 인해 아드레날린이나 코르티솔 같은 스트레스 호르몬이 비정상적으로 많이 분비되기 때문이다.

코르티솔은 위협이나 실존하는 위험에 대처하기 위해 몸에 갑자기 많은 양의 에너지가 필요할 때 분비된다. 이런 일이 일어났을 때 몸은 즉시 사용할 수 있는 에너지를 더 많이 공급하기 위해 축적되어 있던 에너지를 매우 짧은 시간 동안에 끌어모은다.

인간의 진화를 연구한 인류학자들은 이를 '투쟁-도피 반응'이라고 부르며, 엄청난 공포에 맞닥뜨렸을 때 그 공포에 맞서 싸우거나 혹은 그 공포로부터 달아나려는 본능적인 반응 모두를 말한다.

몸은 짧은 시간에 어떻게 갑자기 에너지를 끌어모을 수 있는 것일까? 몸은 두 종류의 에너지원을 활용할 수 있는 코르티솔을 분비하는데, 코르티솔은 근육에 있는 단백질을 빠르게 대사시켜 글리코겐이나 혈당으로 전환시킨다. 코르티솔은 또한 축적된 지방을 활용하여 그것을 태운 다음 필요한 곳에 추가 에너지를 공급한다.

힘든 운동은 갑작스러운 에너지를 요구하기 때문에 몸은 혹독한 운동을 위협으로 받아들인다. 뇌가 과격한 운동을 받아들이는 방법은 정확히 이런 식이다.

이는 세 가지 이유로 역효과를 낳는다.

첫째, 지속적으로 혈당 수치가 높으면 인슐린 저항성을 유발하여 다시 체중 증가를 불러일으킨다.

둘째, 과중한 업무가 건강에 해로운 것은 여러분의 근육에서 코르티솔이 결핍되거나 완전히 고갈되기 때문이다. 스트레스 반응은 저장된 에너지를 사용하기 때문에 에너지를 고갈시키고, 몸이 조직과 근육을 재건하지 못하도록 만든다. 급격한 아드레날린 분비가 멈추면 부작용이 나타나기 시작한다.

하지만 급격한 체중 감량 프로그램이 인상적인 결과를 만들지 않느냐고 묻고 싶은가? 텔레비전 쇼에 나와서 30일 동안 9kg의 살을 뺐다거나 9개월 동안 45kg의 체중을 감량했다고 말하는 사람들도 있지 않느냐고 묻고 싶은가?

물론 그런 사람도 있을 것이다. 하지만 과체중인 상태에서 그런 식으로 신체를 '학대'한 사람들의 절반 이상이 12개월 안에 줄였던 체중이 제자리로 다시 돌아온다는 사실은 그처럼 공공연하게 공개되지 않는다. 체중이 다시 불어나지 않는 사람들은 혹독하고 살인적인 운동을 계속해야 하고, 그렇지 않으면 체중이 다시 제자리로 돌아갈 위험에 놓이게 된다.

일반적인 체중 감량 프로그램은 인간의 몸에 엄청난 부담을 안겨주어, 많은 사람들이 중도에 포기하도록 만든다. 날마다 하는 운동을 조금이라도 게을리하면 그렇게 굶고 땀 흘려가며 뺐던 살이 다시 붙게 된다.

이것은 엄청난 충격을 안겨주어 많은 사람들이 깨끗이 포기하게 된다. 여러분은 자신의 몸에게 "살을 빼는 건 불가능해. 나는 늘 뚱뚱할 수밖에 없어"라는 말을 하는 것이다.

또한 이것은 오랜 기간의 유산소 운동이나 지구력 훈련과 같은 혹독한 운동의 세 번째 해로운 결과를 우리에게 가져다준다. 왜 그토록 많은 사람들이 어렵게 뺀 체중이 힘든 운동을 멈추자마자 다시 불어나는 것일까?

지칠 때까지 하는 운동에는 근본적인 오류가 있다. 혹독한 운동은 지방을 태우는데, 이것이 잘못된 것이다! 충격적인 얘기로 들리겠지만, 이것이 바로 생리적인 단계에서 벌어지는 일이다. 20분 이상 지속되는 너무 힘든 일이나 운동은 코르티솔을 분비하고 그것이 다시 운동하는 동안 지방을 태워 에너지원을 삼도록 만든다.

축적된 지방이 고갈되기 때문에, 여러분의 몸은 다음에 일할 때 사용할 것들을 준비하기 위해 더 많은 지방을 합성하고 저장하여 고갈된 지방을 보충한다. 힘든 운동을 할 때마다 태운 지방보다 더 많은 지방을 축적해야 한다는 것을 몸이 학습할 때까지 지방을 태우고 다시 지방을 보충하는 일이 반복된다.

따라서 아주 힘든 일을 오랫동안 하는 것이 실제로는 몸에 더 많은 지방을 축적하게 만든다. 이것은 여러분이 운동을 계속하여 축적된 지방을 태우는 한, 별문제가 되지 않는 것처럼 보인다. 하지만 운동량을 줄이면 체중이 다시 불어나기 시작한다.

속도를 조절하라

건강한 운동법은 인터벌 트레이닝이다. 좀 더 거창하게 말하면 '점진적으로 심폐 기능을 강화'시키는 것이다. 즉 아주 짧은 시간 동안 강도 높은 운동을 하고 이어 아주 짧은 시간 동안 휴식을 취하면서 몸을 회복하는 것이다.

조깅, 제자리 뛰기, 줄넘기, 실내 운동용 자전거처럼 여러분에게 맞는 운동을 선택하라. 30초가 넘지 않는 짧은 시간 동안 강도 높은 운동을 하고, 이어 2분 정도 휴식을 취한다. 이것을 네 번 반복하는 운동을 하면, 8분 만에 하루 운동을 마치게 된다!

이런 식의 운동을 일주일에 세 번이나 네 번 반복하면 여러분은 체중 감량은 물론 새로운 활력과 활기를 되찾을 것이고, 심혈관 능력이 강해지고 과하지 않지만 강한 근육을 얻게 된다.

인터벌 트레이닝은 생리학적인 수준에서 어떻게 작동하는 것일까?

이 운동은 어떻게 해서 유산소 운동처럼 파괴적인 결과를 만들지 않는 것일까?

짧은 시간 강한 운동을 할 때 여러분의 몸은 근육과 간에 글리코겐 형태로 저장된 탄수화물을 태운다. 짧은 시간 동안의 운동에서는 지방을 태우지 않는다. 각각의 인터벌 운동이 끝나면 몸은 여러분이 운동하는 동안 근육과 간에서 고갈시킨 글리코겐을 보충하기 위해 지방을 태우기 시작한다.

인터벌 운동이 모두 끝나면 여러분의 몸은 지방을 대사시키고 연소시키는 일을 24시간 동안 지속한다. 따라서 여러분의 몸은 격렬한 운동을 하는 동안 다시 연소시키기 위해 지방을 축적할 필요가 없을 뿐만 아니라 고갈된 글리코겐을 보충하기 위해 지방을 천천히 태워야 한다는 것을 학습한다. 이를 이상 연소라고 하는데, 이상 연소는 여러분이 운동 방법을 약간 변형하는 것만으로 만들어낼 수 있는 아주 멋지고 자동적인 프로세스다!

이것이 잘 납득이 가지 않는다면, 여러분이 투자해야 하는 시간을 생각해보자. 여러분은 말 그대로 하루에 10분도 안 되는 시간만 운동에 투자하면 된다! 시간이 부족한 사람에게 이보다 더 좋은 방법이 있을까?

영국의 저명한 의학 저널 《랜싯(*Lancet*)》은 유산소 운동이 이전까지 심장 질환이 전혀 없던 사람에게 치명적인 동맥 폐색과 심장 질환을 일으킬 수 있다고 보고했다. 《미국 심장학 저널(*American Journal of Cardiology*)》에 의하면, 조깅도 이와 유사하게 일부 사람들이 심장

마비로 급사하는 원인이 된다고 한다. 어떤 형태의 운동이든 너무 격렬할 때 실제 지속적인 스트레스와 같은 수준으로 여러분의 몸에 손상을 가한다.

과도한 운동을 하는 동안 심장은 지속적인 공격을 받는 상태가 된다. 마라토너는 심장과 나머지 몸 전체에서 근육량이 감소하는 것으로 알려져 있다. 많은 마라토너가 결승점을 통과한 직후에 갑자기 목숨을 잃었다.

2009년 보스턴 마라톤에서는 26세, 36세, 65세인 세 사람이 목숨을 잃었다. 그것이 전부가 아니다. 2008년 댈러스 마라톤 대회에서는 결승점을 5km 정도 남겨놓고 젊은 여성이 목숨을 잃었다.

2008년에는 마라톤 대회에서 목숨을 잃은 많은 사람들이 보고되었는데, 하나는 시카고에서 열린 대회였고 다른 하나는 뉴욕의 올림픽 대표 선수 선발 대회였다. 같은 해 영국에서는 또 다른 마라토너가 런던 마라톤 대회에서 목숨을 잃었다. 2006년에는 미국에서 열린 여러 마라톤 대회에서 최소한 여섯 명의 참가자가 목숨을 잃었다.

이들 대회의 후원사들과 심지어 일부 의사들은 이러한 죽음을 '통계적 우연'이라고 부른다. 하지만 연구 결과는 다른 의견을 제시한다. 보스턴의 병원들에서 마라토너들을 대상으로 지난 10여 년 동안 수행된 연구에서는 마라톤이 심장 위험을 증가시킨다는 사실을 밝혀냈다. 이 연구는 마라톤을 하는 남성과 여성들에게서 심장 정지 및 돌연 심장사의 위험과 동맥경화, 요통, 반복적인 스트레스 장애, 혈뇨, 영구적인 뼈의 손상 등이 발생할 가능성이 증가했음을 보여주었다.

혹독한 웨이트 트레이닝 역시 자멸적인 운동이다. 심한 웨이트 트레이닝을 하면 기능적인 문제가 있고 손상되기 쉬운, 비정상적으로 크고 팽창된 근섬유를 만든다. 너무 커진 근육은 좀 더 중요한 활동에 필요한 많은 양의 에너지(축적된 복합당)를 지속적으로 소모시킨다.

또한 웨이트 트레이닝은 근육이 필요하지 않은 곳에 과도한 근육을 증가시켜 몸의 자연스러운 동작을 어렵게 만든다. 무거운 기구를 드는 것은 혈압을 올리고 뇌졸중과 대동맥 질환의 위험을 증가시키기도 한다.

인간의 몸은 선천적으로 무거운 기구를 들 때처럼 엄청난 중력을 견디도록 만들어져 있지 않다. 관절과 근육 그리고 힘줄에 자주 스트레스를 주면 너무 이른 노화가 진행될 수 있다.

운동에 대한 팁

인터벌 트레이닝이 가장 좋은 형태의 운동이라고 해서, 그것이 몸에 활력을 불어넣기 위해 여러분이 좋아하는 산책이나 조깅 혹은 수영을 피하라는 것이 아니다. 여러분이 일상적인 운동을 할 때 도움이 될 만한 유용한 팁들이 있다.

여러분이 가진 능력의 절반만 사용하는 운동을 하라. 여러분이 운동을 하는 목적에서 벗어나지 말아야 한다. 운동은 기분을 상쾌하게 만들고 활력과 활기를 일깨운다. 이렇게 운동하다 보면 여러분의 운동 능력은 자연히 증가한다.

언제쯤 운동을 멈춰야 하는지는 어떻게 알까? 아주 간단하다. 코로 숨을 쉬지 않고 입으로 숨을 쉬기 시작하면, 여러분의 몸이 스트레스 모드로 진입하고 있으며 저장된 에너지에 의존하기 시작한다는 것을 알려주는 신호다. 여러분은 분명 그런 상태를 원하지 않을 것이다. 이를 아드레날린 호흡 모드라고도 부른다. 이런 상태가 되면 짧은 시간 동안 천천히 걷고 호흡을 가다듬으면서 운동의 강도를 줄인다. 가장 좋은 규칙은 하루에 한 번씩만 땀이 날 정도로 운동하는 것이다.

우리는 일반적인 하루의 요구를 충족시킬 정도의 강한 근육을 필요로 한다. 근육의 긴장도와 힘을 증가시키는 가장 좋은 방법은 심장 박동을 빠르게 늘리고 근육의 활동을 한계까지 끌어올린 다음, 얼마간 느슨한 운동을 하는 것이다. 이러한 운동은 1분에서 2분 정도의 간격을 두고 하는 것이 이상적이다.

이런 간격의 운동을 하루에 10분에서 20분 정도 하면 몇 시간 동안 격렬한 운동을 하는 것보다 몸에 더 이롭다. 인터벌 트레이닝은 근육의 긴장도와 폐활량 및 심장의 건강을 증진시킨다.

숨이 헐떡거리는 동안에는 몸이 근육에 저장된 복합당을 소모시킨다. 체중을 감량하려는 사람이 이 방법을 사용하면, 운동을 한 후 여러분이 쉬는 동안 소모된 당을 보충하기 위해 몸이 축적된 지방을 분해하기 때문에 체중이 줄어든다.

그에 반해 인내심의 한계까지 몰아붙이는 격렬한 운동으로 체중을 감량하면, 다음번의 힘든 운동에 대비하여 몸이 소모된 지방을 빠르게 보충하려 하기 때문에 체중이 금방 제자리로 돌아온다. 몸은 격렬한 운동을 위협으로 받아들인다.

또 다른 중요한 규칙은 낮 시간에 운동하는 것이다. 이것은 몸의 자연스러운 리듬을 유지하고 낮은 에너지의 흐름이 자연스러운 시간이기 때문에 최대의 효과를 얻을 수 있다. 운동하기에 가장 좋은 시간은 오전 6시에서 10시 사이 그리고 오후 5시에서 6시 사이의 늦은 오후다. 많은 사람들이 즐겨 하듯 일과 시간이 끝난 뒤 '헬스장에 출근'하는 것은 좋은 생각이 아니다. 해가 진 이후에는 몸이 서서히 긴장을 풀기 때문이다.

또한 식사하기 직전이나 직후의 운동은 아그니, 즉 소화의 불을 약화시키고 소화를 어렵게 만들기 때문에 절대 금물이다. 하지만 식사하고 나서 15분 정도 가볍게 산책하는 것은 소화를 돕는다.

마지막 팁 운동을 하기 전과 후에는 피가 탁해지고 세포가 탈수증에 걸리는 것을 방지하기 위해 항상 물을 마셔라.

수분 부족

믿기 어렵겠지만, 탈수증은 종종 과체중이 되는 것과 관련이 있다. 그토록 많은 미국인들이 탈수증에 빠지는 한 가지 이유는 차, 커피, 콜라 및 다른 탄산음료 등이 갈증을 해소할 때 가장 먼저 찾는 음료가 되었기 때문이다.

이들 음료는 모두 강력한 이뇨 작용, 즉 배뇨를 촉진한다. 예를 들어 차와 커피에 들어 있는 카페인은 혈액에 존재하는 것을 몸이 인지하자마자 바로 배출하려고 하는 신경 독소다.

혈액에서 독소를 제거하는 가장 효율적이고 좋은 방법은 독소를 물과 혼합한 다음 소변을 통해 배출하는 것이다.

따라서 하루에 여섯 잔 내지 여덟 잔 정도, 충분한 양의 물을 마시는 것의 중요성은 몇 번을 강조해도 부족하다. 인간의 몸은 70%가 물이고, 이것은 지구 상에 존재하는 물의 비율과 닮아 있다.

몸이 수많은 기능들을 효율적으로 수행하기 위해, 몸을 구성하는 60조~100조 개의 세포 하나하나가 이 깨끗한 액체에 의존하고 있다.

탈수증 상태에 빠진 세포는 수분이 달아나는 것으로부터 스스로를 보호하기 위해, 수분이 더 이상 확산되지 못하도록 콜레스테롤을 비롯한 여분의 지방을 끌어당겨 자신의 세포막을 불침투성으로 만든다.

이것은 단지 생존 메커니즘일 뿐이지만 시간이 지날수록 매우 파괴적인 결과를 낳는다. 심한 탈수증에 빠진 사람은 이로 인해 대사 노폐물이 세포를 빠져나가지 못하게 되고, 결국 세포는 자신이 만든 노폐물에 의해 질식사한다. 때때로 세포는 돌연변이가 되고 이러한 독성 환경에서 살아남기 위해 암성 세포로 바뀐다.

또한 탈수증은 짠 음식을 갈망하는 원인이 되기도 하는데, 이것은 바로 감자튀김이나 팝콘 같은 패스트푸드를 거부할 수 없는 이유가 된다. 우리가 알고 있듯이, 이런 음식들은 체중 증가와 비만의 주범이다.

무엇이 이런 음식들을 갈망하게 만드는 것일까? 이것은 몸 안에 남은 수분을 유지하기 위해 충분한 양의 소금, 즉 나트륨을 확보하기 위한 신장의 방편이다. 하지만 이것은 이미 탈수증에 빠진 몸의 상태를 더욱 악화시킨다.

섭취한 음식물에서 몸이 점점 더 많은 물, 즉 수분을 확보하면서 세포 바깥쪽의 체액에 수분이 축적된다. 불침투성 세포막이 그토록 원하던 물을 투과시키는 데 실패하기 때문이다. 이렇게 고인 물은 체액 저류와 체중 증가를 불러일으킨다.

수년 동안 건조한 상태에서 살아남은 몸은 아주 점진적으로 다시 수분을 보충할 필요가 있다. 갑자기 많은 양의 물을 마시면 심각한 림프 폐색, 부종 그리고 심한 경우에는 사망의 원인이 될 수도 있다.

이를 '수분 중독'이라 부르는데, 이것은 빠른 수분 섭취로 인해 몸의 정상적인 전해질 균형이 안전선 바깥으로 밀려났을 때 발생하는 치명적인 뇌 기능 장애를 일으킬 수 있다.

심각한 탈수증 상태에서 수분을 보충하는 과정은 때때로 건강 전문가의 관찰을 필요로 한다.

물과 소금은 균형 잡힌 수분 대사와 세포의 활동을 유지하기에 충분한 양의 청정 에너지를 생산하는 데 있어 절대 필수적이다. 물을 충분히 마시고, 에너지를 고갈시키고 지나치게 자극적인 음료를 멀리하는 것은 어떤 종류의 질병이든 그것을 치료하는 가장 첫 번째 방법이 된다. 어떤 경우에는 수분을 다시 보충하고 휴식을 취하는 것만으로도 충분할 때가 있다.

생명력

가장 효율적인 운동이 무엇인지, 그리고 그 운동을 얼마나 해야 하는지에 대해서는 건강 전문가들이 모두 동의하지 않을 수도 있다. 하지만 서구 사회에서 심장병, 암, 당뇨, 비만과 같은 4대 질병이 급속히 확산된 것처럼, 걱정스러울 정도로 많은 사람들이 질병으로 여길 만큼 신체 활동이 부족하다는 사실에 대해서는 그들도 만장일치로 동의한다.

게다가 신체 활동 부족은 위에 언급한 4대 질병과 우리들 대부분이 인식하는 것보다 더 깊게 직접적인 연관이 있다.

인간의 몸은 오랫동안 격렬한 활동을 할 수 있도록 설계되지 않은 것처럼, 아무 활동을 하지 않도록 설계되지도 않았다. 그것은 절대로 자연의 방식이 아니다. 자동차의 배터리가 작동하는 원리도 이와 같다. 자동차 배터리를 한동안 충전하지 않으면 작동 상태가 불량해지다가 결국은 고장이 난다.

요점은 이것이다. 여러분의 에너지를 주기적으로 충전하는 것, 즉 신체적으로 활동적인 삶을 사는 것은 몸을 건강하게 유지하는 핵심이다. 여러분 몸 안의 모든 세포들을 살아 있게 만들고 작동하게 하는 것은 기본적인 생명력이다.

서구 사회에 사는 대부분의 사람들처럼 주로 앉아서 생활하는 방식은 생명력을 가로막고, 여러 장기와 조직을 폐색시켜 질병의 상태로 만든다. 양호한 건강 혹은 좋지 못한 건강은 우리의 습관과 매일의 일상이 우리 주변 환경 및 우주와 연결하는 생명력, 자연의 리듬과 얼마만큼 조화를 이루느냐에 달려 있다.

휴식이 필요할 때 파티를 하거나, 소화에 집중해야 할 때 운동을 하고, 몸의 자연스러운 에너지가 정점에 이르렀을 때 잠을 자는 것, 혹은 신체적인 활동이 부족한 것은 몸의 에너지와 그에 필요한 프로세스들을 왜곡시킨다.

운동과 체질

논리적 단계의 다음 차례는 체질이다. 일반적으로 체질은 외배엽형, 중배엽형, 내배엽형의 세 가지로 구분된다. 이렇게 체질을 구분하는 것은 오로지 근육량과 체형만을 기초로 한다.

외배엽형은 마르고 날씬하며, 중배엽형은 강하고 근육질이며, 내배엽형은 둥글둥글하다. 대중매체와 광고 및 사회적 선호 덕분에, 대부분의 사람들이 어떤 체질을 열망하고 있는지는 누구나 알고 있다.

'비포 앤드 애프터' 사진으로 악명 높은 일반적인 체중 감량 프로그램들은 적절한 다이어트와 잘 짜인 운동 프로그램을 통해 모든 여성들이 탐내는 날씬한 몸매를 가질 수 있으며, 모든 남성들은 조각 같은 근육질 몸매를 가질 수 있다고 추천한다. 이것은 과체중이거나 비만인 대부분의 사람들을, 지푸라기라도 잡고 싶은 심정의 많은 사람들을 가슴 아프게 만드는 광고 수단이다.

하지만 체질에 대한 이들의 추론과 정의에는 근본적인 결함이 있다. 그러한 구분은 오로지 외형적인 특징, 즉 체형과 크기 혹은 체중 같은 것들만을 기초로 한다. 비만을 질병이 아닌 신체적인 결점으로 여기는 피트니스 프로그램은 그 어느 것도 성공할 수 없다.

실제로는 다양한 체질이 있고 각각의 체질은 음식과 운동에 대해 서로 다르게 반응한다. 하지만 전체론적 의학과 자연의학의 견해는 개개인을 구성하는 생리적 프로세스와 생화학적 프로세스, 그리고 몸을 살아 있게 만들고 호흡하도록 만드는 도샤(원소)의 총합이 체질이라는 것이다.

운동은 무언가를 쏟아붓는 것이 아니라 몸에 활력을 불어넣는 것이라는 사실을 이해했다면, 올바른 식습관 및 생활 방식과 더불어 운동이 에너지의 균형을 다시 찾도록 도와주고, 몸이 최적의 체중을 다시 찾도록 스스로 조절하는 데 도움을 주는 다음 단계의 논리로 쉽게 옮겨갈 수 있다.

정신과 신체의 조화

요가가 왜 양호한 건강을 위한 최고의 운동법이고, 비만을 위한 운동법인지에 대해 간단히 이야기하는 것으로 운동에 대한 우리의 논의를 끝마치고자 한다. 많은 사람들이 요가는 엄청난 참을성을 요구하는 느린 운동이라고 생각한다. 하지만 이는 오해다.

또한 요가가 격렬한 운동이 아니고 지방을 태우지 않기 때문에 체중 감량에 도움이 되지 않는다는 생각 역시 마찬가지다. 이런 생각은 체중을 감량하기 위해선 땀을 많이 흘려야 한다는 믿음을 강요하는 헬스클럽과 에어로빅 강습의 광고 공세에서 주로 기인한다.

요가는 고대로부터 전해 내려온 통합 운동 프로그램 중 하나다. 요가는 도샤의 자연스러운 원리를 따르고, 자연스러운 에너지를 이용해 정신과 신체를 가다듬도록 만들어준다.

요가는 종합적인 건강에 유익한 것은 물론이고, 정신과 신체의 연결을 조율하는 데도 도움을 준다. 요가는 신체적인 측면뿐만 아니라 정신적인 자세도 바로잡도록 도와주기 때문에, 즉 '자신의 몸을 사랑'하도록 도와주기 때문에 체중 감량을 원하는 모든 사람들에게 핵심적인 요인이다.

자신의 몸을 사랑하는 사람은 생활 방식이나 식습관 혹은 다른 선택으로 자신의 몸을 남용하지 않는다. 이와 같이 마음과 정신으로, 그리고 영혼으로 느낀 스스로에 대한 새로운 자각은 반드시 체중 감량으로 이어진다.

제13장
위대한 유산

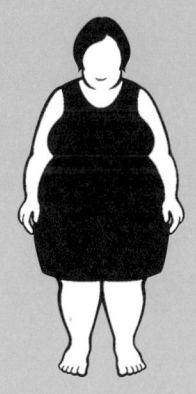

할머니는 나에게 종종 "뿌린 대로 거둘 것이다"라는 격언을 들려주시곤 했는데, 아마 미국에서 비만이 급속히 확산되는 것을 이보다 더 적절하게 설명하는 말도 없을 것이다.

비만은 하룻밤 사이에 나타나는 장애가 아니다. 여러분은 이미 어린 시절부터 비만에 이르는 길을 걸어왔다. 그리고 미국에서는 훨씬 오래전부터 빠르게 비만이 확산되어왔다.

그리고 미국이 세대를 이어가면서 영양가가 전혀 없고 비만을 일으키는 패스트푸드와 가공식품, 정크푸드, 칼로리가 많고 짭짤한 간식거리, 달콤한 과자와 사탕 그리고 달콤한 음료수 따위를 먹여가며 어린이들을 키우는 나라라는 사실에는 논란의 여지가 없다.

저녁 식사 메뉴로 나온 브로콜리와 다른 녹색 채소에 대한 미국 어린이들 대부분의 무조건적인 반응은 가공된 소고기, 치킨, 파스타, 감자튀김, 핫도그 등을 게걸스럽게 먹어 치우는 아이들에겐 아마도 고통스러운 기억일 것이다. 이런 아이들은 신선한 과일과 채소를 충분히 섭취하지 않는다.

여기에 더해 어린이들은 신체적인 활동이 부족한데, '운동'이라는 표현을 사용하기도 민망할 정도다. 실제로 미국 심장협회는 그들의 홈페이지에서 '주로 앉아 지내는 생활 방식'을 소아 비만의 한 원인으로 지목했다.

너무 많은 텔레비전 시청, 컴퓨터 사용이나 비디오 게임 등이 또 다른 범인이라는 것을 추측하는 데는 많은 시간이 필요하지도 않다.

건강하지 못한 식단과 다른 습관들은 성인이 되어서도 이어지는 경우가 많은데, 성인이 되었을 때는 몸이 이미 독성 중독에 빠진 상태이고 비만이 비만을 부르는 악순환의 시기라고 할 수 있다.

또한 마치 병적인 비만으론 부족하다는 듯, 이 질병은 점점 더 많은 어린이들에게 당뇨가 생기는 원인이 되고 있는데, 이 같은 충격적인 추세는 겨우 지난 10년 동안에 나타난 현상이다.

실제로 미국 질병통제예방센터(CDC)의 2009년 보고에 의하면, 5~17세의 과체중 어린이 중 70%가 혈중 콜레스테롤 증가, 고혈압 혹은 혈당 수치 증가와 같은 심장 질환의 위험 요인 중 최소한 한 가지 이상을 갖고 있다고 한다. 이는 아이들의 체중을 조절해주지 않음으로 해서 여러분이 아이들에게 고혈압, 당뇨, 뇌졸중, 암 그리고 골관절염과 같은 질병을 심어주고 있다는 것을 의미한다.

또한 CDC는 비만인 어린이가 뼈와 관절에 문제가 생기거나 수면 무호흡이 나타날 위험이 매우 높으며, 따돌림이나 자존감 결여와 같은 사회적 혹은 심리적 문제가 나타날 가능성 또한 매우 높다고 언급했다.

소아 비만의 유형

비만이 서구 사회의 문제라는 데에는 논란의 여지가 없으며, 많은 나라에서 비만인 어린이들을 부모로부터 격리하여 가정 위탁 시설에서 보호한다. 이처럼 깜짝 놀랄 만한 사례는 아동 프라이버시 보호법으로 인해 대중들에게 잘 알려지지 않는데, 그중 알려진 사례는 다음과 같은 것들이 있다.

- 가장 최근(2009년 10월)의 사례는 스코틀랜드 부부에게 일어난 일로, 사회복지사가 위험하다는 판단을 내리면서 갓 태어난 아이의 양육권을 즉시 박탈당했다. 부부에게는 이미 다섯 명의 자녀가 있고, 그중 세 살, 네 살의 두 자녀는 건강상의 문제로 그들로부터 격리된 적이 있었다. 이 부부는 다른 아이들의 체중을 조절해주지 못하면 새로 태어난 아이의 양육권까지 박탈하겠다는 통보를 받았었다.
- 2009년 5월, 사우스캐롤라이나 출신의 미국인 여성은 체중이 약 255kg인 열네 살 아들의 양육권을 잃었다. 그녀가 아이의 체중 증가를 막는 데 실패했다는 의사의 보고서가 제출된 이후, 그녀는 사회복지 단체와의 양육권 분쟁 중에 구속되었다. 법정 소송에 겁먹은 그녀와 그녀의 아들은 도망쳤지만 다른 주에서 체포되었다. 현재 그녀의 아들은 숙모와 함께 살고 있으며, 그녀는 아동 방임 혐의로 유죄 판결을 받았다.
- 2007년 영국인 여성이 병적 비만 상태인 여덟 살 아들의 양육권

을 거의 박탈당할 상황에 놓이면서, 비만으로 인한 아동 양육권 박탈이 사회적 이슈가 되었다. 그녀는 지방 정부 당국과 함께 아들의 체중 감량을 위해 노력한 결과, 아들의 양육권을 지킬 수 있었다. 그녀가 한 일이라곤 아이가 가공식품을 먹지 못하도록 한 것뿐이었다.

캘리포니아, 뉴멕시코, 텍사스 그리고 뉴욕 등에서 점점 더 많은 양육권 문제가 알려지면서 부모들과 법의학 단체 그리고 아동 권리 지지자들이 이 심각한 문제를 두고 논쟁을 벌이기 시작했다.

바로 여기서 몇 가지 의문이 생긴다. 병적 비만이 아동 학대의 범주에 드는가? 자녀가 비만이면 아동 방임의 책임을 물어 부모들의 양육권을 박탈해야 하는가? 영국의 아동양육재단은 '영양 과다'를 아동 학대의 한 형태로 생각하는 의학계와 어린이 전문가들을 규합하기 위해 로비를 벌이고 있다.

아동 비만이 (얄궂게도 '성인형' 당뇨라 불리는) 제2형 당뇨, 인슐린 저항성, 고혈압, 수면 무호흡증, 높은 콜레스테롤 수치, 기형 그리고 호르몬 불균형으로 인한 조기 사춘기를 유발할 수 있다는 것은 이미 잘 알려진 사실이다.

부모들에게 가장 먼저 책임을 물어야 하겠지만, 아마도 더 큰 책임을 져야 할 것으로 보이는 장본인은 따로 있다. 미국 소아과학회의 마크 S. 제이컵슨(Marc S. Jacobson) 박사는 아동 비만이 항상 나쁜 부모의 문제는 아니라고 말했다.

그는 공격적인 마케팅을 벌이면서 특히 어린이와 청소년을 주요 타깃으로 삼고 있는 패스트푸드 레스토랑, 학교마다 설치된 자판기, 달콤한 시리얼 따위를 판매하는 식품 산업에 비난의 화살을 돌렸다.

그런가 하면 자녀를 건강하게 양육할 책임이 부모에게 있는 것처럼, 정부에도 일정 부분 비난받아 마땅한 책임이 있다는 점을 지적하는 전문가들도 있다. 어떤 이들은 공원 시설을 위한 공공 지출이 충분하지 않다고 느끼기도 하지만, 또 다른 이들은 연방 정부가 형편없이 질 낮은 식품을 생산하기 위한 농업 보조금에 수십억 달러를 지출하고 있다는 점을 지적한다.

그러나 정부가 미국의 비만 문제를 해결하려고 결심하기 전까지는 비만을 방지하는 모든 책임이 부모에게 있다. 하지만 부모들이 문제를 인식하지 못한다면 어떻게 그 문제를 해결할 수 있을까?

미시간 대학교의 모트 아동병원은 부모들에게 가장 큰 자녀의 몸무게와 키를 물어보고, 자신들의 자녀가 과체중이라고 생각하는지 여부를 조사했다. 당시는 아동 비만의 비율이 13~17%로 일정하게 유지되던 시기였는데, 조사 결과는 꽤 놀라웠다.

임상적으로 비만인 6~11세의 자녀를 둔 부모들의 대략 40%가 자기 자녀가 거의 '정상 체중'으로 생각한다고 대답했다. 놀랍게도 다른 8%의 부모들은 자기 자녀가 표준 체중 이하라고 대답했다.

일부 전문가들은 학교를 비롯한 여러 곳에서 과체중인 어린이가 너무 많아 어느 정도가 정상 체중이고 과체중인지에 대한 인식이 왜곡되었다고 믿고 있다. 그렇지 않으면, 일부 부모들이 사실을 부인하고 있는 것이다. 가족 모두 과체중이라면 '정상' 체중에 대한 척도는 시간이 갈수록 바뀐다.

오늘날 미국의 비만 아동 인구는 1980년에 비해 세 배 이상 증가했다. 하지만 문제의 심각성이 모든 계층에서 동일한 것은 아니다. 경제적 수준과 민족 그리고 사는 지역에 따라 비만 아동의 비율은 차이가 난다.

CDC의 2006년 통계 자료에 의하면, 백인 어린이의 30.7%가 과체중이거나 비만인 데 비해 아프리카계 어린이의 34.9%와 멕시코계 어린이의 38%가 과체중 혹은 비만이었다.

소득 수준별로 살펴보면, 10~17세의 저소득층(4인 가족 기준 2만 1200달러 미만) 가정의 자녀들 중 22.4%가 과체중 혹은 비만이었고, 그보다 최소한 네 배 이상의 소득이 있는 가정의 자녀들은 9.1%가 과체중이거나 비만이었다.

2003년에 실시된 어린이 건강 통계 조사 결과를 지역별로 살펴보면, 시골에 사는 어린이의 16.5%가 의학적으로 비만인 데 비해 도시 어린이는 14.4%가 의학적 비만이었다.

아동 및 성인 비만에 대한 압도적인 통계 자료와 물적 증거에도 불구하고, 연방 정부와 주 정부 당국은 문제 해결을 거부하고 있다. 하지만 그들도 최소한 서류상으로는 올바른 방향으로 움직이고 있다.

여러분은 2005년 미국에서 비만과 관련된 400개의 특별 법안이 주 의회에 상정되었다는 사실을 아는가? 이는 2003년에 비해 두 배 이상 늘어난 숫자다. 비만 정책 면에서 살펴볼 때는, 정치인들이 그 어느 때보다 빠르게 올바른 정책을 수립하고 있는 것이다.

좀 더 깊이 생각해보자. 엄청난 수의 비만 관련 법안의 배경에도 불구하고, 2005년에 상정된 법안의 25%만 의회를 통과했는데, 이는 역시 2년 전에 비해 두 배 이상 늘어난 숫자다. 상정된 법안 중에는 청량음료 겉면에 경고 문구를 삽입하고 패스트푸드에 '비만세'를 도입하자는 의견도 있었다.

하지만 명확하게 말해서, 이 중 그 어느 것도 별다른 차이를 만들지는 못한다. 미국인들, 특히 어린이들은 초대형 나초, 파스타, 햄버거, 감자튀김과 특대형 콜라를 그전보다 훨씬 더 많이 먹고 있으며, 아동비만이 감소하고 있다는 신호는 어디에도 나타나지 않기 때문이다.

USCF 아동병원의 교수인 로버트 러스티그(Robert Lustig) 박사는 서구의 식품 환경이 인슐린 분비를 크게 자극하는 방향으로 바뀌었다고 지적했다. 평균적인 미국인들이 일반적으로 섭취하는 식품들을 살펴보면, 에너지 함량이 높고 지방이 매우 많으며 혈당지수(GI지수)가 높고 과당이 많이 들어간 반면에 섬유질과 유제품의 비율은 낮다. 다시 말해서 가공식품과 음료가 맨 윗자리를 차지하고 있는 것이다.

러스티그 박사는 지나치게 많은 과당과 지나치게 적은 섬유질이 미국에서 비만이 급속히 확산되도록 만든 주범이라고 지적했다. 이처럼 건강하지 못한 조합이 인슐린에 영향을 미치기 때문이다. 췌장에서 분비되는 호르몬인 인슐린은 몸의 세포에서 포도당을 흡수하여 에너지원으로 삼는 것을 돕고, 또 다른 호르몬인 렙틴과 협력하여 식욕을 조절한다.

지난 30여 년 동안 미국인의 식단을 차지해온 가공식품과 정크푸드는 인간의 몸에 인슐린 저항성과 렙틴 저항성을 만들어왔다. 이것은 여러 음식에서 설탕이 증가하고 섬유질이 감소한 것이 주원인이다. 러스티그 박사는 미국인의 바뀐 식단이 중독성까지 있다고 설명한다.

이런 식품을 선택하는 것은 어린 시절까지 거슬러 올라간다. 하지만 여기에 책임 있는 것이 과연 누구인가? 과체중이거나 비만인 어린이들은 그들의 부모 역시 대개 과체중이기 때문에 본받아야 할 역할 모델이 없다. 학교에 설치된 자판기에서 탄산음료나 과자를 판매하는데, 어린이들이 이런 음식들을 영양학적으로 안전한 선택이라고 생각하는 것이 놀라운 일일까?

보건 당국이 식품 제조업자들의 배를 불리기 위해 정부 보조금으로 학교 급식실에서 가공식품을 제공하면서, 예닐곱 살의 어린이들이 비만으로 자라난다고 해서 그들에게 조금이라도 비난의 화살을 돌릴 수 있을까?

텔레비전 시청의 영향

대부분의 부모와 자녀들은 아마도 너무 많은 텔레비전 시청과 컴퓨터 사용이 군살을 만든다는 사실을 어렴풋이 알고 있을 것이다. 하지만 대부분 이처럼 거부할 수 없는 진실을 외면하는 경향이 있다.

아래에 소개하는 것들은 텔레비전 시청을 비롯하여 컴퓨터나 비디오 게임이 여러분 자녀의 체중이 불어나는 것과 어떤 상관관계를 갖고 있는지에 대한 연구 결과들이다.

• 어린이가 몇 시간씩 텔레비전 앞에서 시간을 보내는 것이 체중 증가에 기여한다는 것은 이미 잘 알려진 사실이다. 이것은 존스홉킨스 대학교, 미국 국립암연구소, 그리고 질병통제예방센터와 같은 연구 기관들에 의해 충분히 입증되어왔다.

• 스탠퍼드 대학교의 연구원들은 초등학교 3학년 어린이들의 체중 차이를 광범위하게 연구했다. 연구 대상 집단의 어린이들은 자신이 원하는 만큼 텔레비전을 보거나 비디오 게임을 할 수 있지만 일주일에 일곱 시간은 초과할 수 없도록 제한했다. 결과는 예상대로 체질량지수(BMI)가 상당히 감소했다.

연구원들은 텔레비전 시청이 어린이들의 체중을 증가시키는 이유로 세 가지가 있다고 설명한다. 첫째, 텔레비전 시청은 신체적 활동을 감소시킨다. 둘째, 텔레비전 시청은 설탕이 들어간 음료와 패스트푸드의 섭취를 증가시킨다. 셋째, 텔레비전 시청은 몸의 휴식 시 대사율, 즉 기초 대사율을 떨어뜨린다.

• 2007년에 발표된 한 연구는 텔레비전 시청 시간이 한 시간씩 늘어날 때마다 설탕이 들어간 음료의 섭취가 증가한다는 사실을 발견했다. 늘어난 설탕 음료의 양은 1주일에 1인분, 즉 하루에 46.3칼로리가 증가하는 정도의 양이었다. 이 정도의 양은 그렇게 많은 것으로 보이지 않을 수도 있다. 하지만 시간이 흐를수록 쌓이는 것이기 때문에

이들 독성 음료들이 몸 안에서 만들어내는 해로운 변화와 중독 효과는 따로 말할 필요조차 없을 정도다.

신체적 활동이 부족하면 몸이 더 적은 칼로리를 태운다는 것은 정확한 추론이지만, 푹신한 소파에 몇 시간씩 앉아 텔레비전을 시청하는 경우처럼 신체적 활동이 부족할 때 몸의 휴식 시 대사율, 즉 기초 대사율을 떨어뜨린다는 사실을 아는 사람은 그리 많지 않다.

기초 대사율은 여러분의 몸이 식사 후(post-absorptive, 음식을 소화시키지 않고 있을 때를 의미함) 휴식을 취하고 있을 때 에너지를 사용하는 비율을 의미한다. 이런 상태에서 태워지는 에너지는 단지 여러분의 필수 장기들의 기능을 유지하기 위해서만 사용된다.

연구 결과는 체중이 감소하고 나이가 들수록 몸의 기초 대사율이 떨어진다는 사실을 입증해왔다. 새로운 연구 결과는 텔레비전 시청 시간이 증가할수록 기초 대사율이 감소한다는 사실을 입증했다.

이는 여러분이 텔레비전 앞에서 보내는 시간이 늘어나고 습관처럼 굳어질 경우, 여러분이 아무것도 안 하고 있을 때 태우는 칼로리의 양이 감소한다는 것을 의미한다!

- 미취학 아동을 대상으로 한 또 다른 연구에서는 하루에 텔레비전을 시청하는 시간이 한 시간씩 늘 때마다 과체중이 될 위험이 6%씩 증가한다는 사실을 발견했다. 어린이의 침실에 텔레비전이 놓여 있을 경우에는, 텔레비전을 시청하는 시간이 한 시간씩 늘어날 때마다 과체중이 될 위험이 추가적으로 31% 급증했다.

연구원들은 인간의 몸이 어린 시절에 빠르게 완성되고, 신체적 활동의 총량이 어린 시절에 만들어지는 뼈의 총량과 직접적인 상관관계가 있다는 점도 지적했다.

- 어린이의 건강에 해로운 것은 신체적 활동량의 부족뿐만이 아니다. 카이저 가족재단은 아주 어린 아이는 실제 방송 프로그램과 광고를 구분하지 못한다는 사실을 언급했다. 이것은 식품 제조업자와 음료 제조업자가 판단력이 흐린 어린아이들에게 무엇이 건강에 이롭고 무엇이 건강에 해로운지를 세뇌시키기 위해 사용하는 비장의 무기다. 그들이 어떤 음식을 건강한 식품으로 둔갑시키는지를 추측하는 것은 그리 어려운 일이 아니다!

- 1990년, 미국 의회의 아동 텔레비전법은 당시 아이들이 18세가 될 때까지 1만 시간에서 1만 5000시간 동안 텔레비전을 시청하고 있으며 20만 개 이상의 상업 광고에 노출되고 있다고 보고했다.

- 카이저 가족재단이 2004년에 발표한 '아동 비만에서 대중매체의 역할'이라는 제목의 보고서는 다음과 같이 언급했다. "아동 비만이 급격히 증가한 기간 동안 어린이를 타깃으로 하는 텔레비전 프로그램과 비디오, 전문화된 케이블 방송, 비디오 게임, 컴퓨터 및 인터넷 웹사이트와 같은 대중매체가 폭발적으로 증가했다." 어린이를 타깃으로 하는 대중매체의 대다수는 정교한 광고 캠페인으로 가득했고, 그중 많은 수가 캔디, 탄산음료, 과자 등과 같은 식품의 섭취를 자극하는 내용이었다.

- 광고협회는 어린이 식품 광고를 위해 연간 100억~150억 달러의 광고비가 지출되고 있다고 밝혔다. 이것은 대략 1년에 4만 개의 텔

레비전 광고 방송이 어린이를 타깃으로 하고 있음을 의미하고, 하루에 100개 이상의 광고 방송이 나온다는 이야기가 된다. 한 연구에서는 토요일 오전의 어린이용 프로그램이 방송되는 동안 시간당 평균 11개의 식품 광고 방송이 나왔다고 보고했는데, 이는 평균적인 미국 어린이들이 5분마다 새로운 식품 방송 광고에 노출되고 있음을 의미한다! 텔레비전 광고 방송은 어린이의 식품 선택에 직접적인 영향을 미친다. 이는 건강하지 못한 식품 선택으로 이어지고, 그런 식습관이 성인이 될 때까지 이어지면서 식품회사와 음료회사에 수십억 달러의 이익을 안겨준다.

• 여러분은 패스트푸드 업체들이 특별히 어린이들을 대상으로 한 텔레비전 광고 방송으로 1년 동안 30억 달러의 광고비를 지출한다는 사실을 알고 있었는가? 식품 및 음료 업계 광고주들은 어린이와 젊은 이들에게 파고들기 위해 모두 합쳐 1년에 100억~120억 달러의 광고 예산을 집행한다.

• 미국에서 저소득층 및 중산층과 소수 민족의 10대 청소년들은 정크푸드 광고에 가장 많은 영향을 받는다. 설상가상으로, 이런 계층이 많이 모여 사는 주변에서는 영양가 높은 식품을 찾는 일이 쉽지 않다. 과일과 채소를 파는 상점 및 전문점과 천연 식품점에 대한 접근성이 떨어지기 때문에, 패스트푸드 매장과 포장 및 가공 식품이 현실적인 대안이 될 수밖에 없다.

소아 비만에 대한 여러 고찰

엄마가 제일 잘 안다……

자연은 모든 아기들이 모유를 먹고 자라는 것을 의도하였고, 여기에는 틀림없이 타당한 이유가 있다. 새로 태어난 아기에게 건강한 면역력을 생성시켜주는 것과 같은 여러 가지 장점들 외에도, 모유 수유를 하면 아동 비만의 위험을 감소시킬 수 있다.

하버드 공중보건대학 연구원들은 모유로 아기를 키우는 어머니가 아기의 자연스러운 울음에 가장 잘 반응하기 때문에 자신이 정한 스케줄에 따라 아기를 돌보는 것이 아니라 아기가 음식을 필요로 할 때 가장 적절히 반응하면서 아기를 돌볼 수 있다고 주장했다. 이는 아기의 자연스러운 영양 요구에 가장 적절하게 영양 공급을 하는 것이 가능하게 만들어준다.

모유를 먹고 자라는 아기는 배가 부를 때 먹기를 멈추지만, 조제분유를 먹고 자라는 아기는 미리 정해진 양의 음식을 먹고도 자기 앞에 놓여 있는 음식을 그만 먹으라는 달램을 받아야 한다.

엄마가 가장 잘 알까?

영양학 전문가들은 임신한 산모가 출산 전 너무 많은 정크푸드를 섭취할 경우 태어날 아기가 평생 동안 비만과의 전쟁을 치르게 된다고 믿고 있다.

영국 런던의 로열 수의과대학에서 실험용 쥐를 대상으로 수행한 연구는 임신한 생쥐에게 도넛, 머핀, 초콜릿, 감자튀김, 치즈, 쿠키, 캔디 등을 먹였더니 그런 어미에게서 태어난 새끼들은 건강한 먹이를 먹고 자란 어미에게서 태어난 새끼들에 비해 더 뚱뚱했으며 인슐린 저항성의 신호를 보여준다는 사실을 밝혀냈다.

정크푸드를 게걸스레 먹어 치우는 산모는 배 속의 태아에게 매우 나쁜 영양을 끼치고 있는 것이다. 정크푸드에는 질 낮은 식재료와 식품 첨가물 등이 포함되어 있고 경화유, 정제 설탕, 화학물질로 만든 인공 감미료 그리고 방부제 등이 들어가 있다.

이러한 것들은 태아에게 당뇨, 심장 질환, 학습 장애, 암 그리고 비만이 생길 가능성을 증가시킨다.

어릴 때부터 마시는 음료수

아이들이 어떻게 동요나 알파벳보다 광고의 CM송을 더 잘 기억하는지 이상하게 여겨본 적이 있는가?

어린 소비자들을 타깃으로 하는 것은 새로운 방법이 아니지만, 어린이용으로 만들어진 광고의 이면에 숨은 진실은 두렵기까지 하다. 그리고 거대 기업들과 광고 대행사들이 그토록 어린이들을 사로잡으려 하는 이유는 그들이 미래의 소비자가 되기 때문이다.

때때로 아동심리학 전문가들을 고용하기도 하는 광고 대행사들이 만드는 아동 중심의 광고는 아무도 알지 못하는 사이에 기만적인 방식으로 아주 어린 시절부터 해당 브랜드에 대한 충성심을 만들기 시작한다.

'요람에서 무덤까지'라는 용어처럼 진저리 나는 광고를 만들어대는 패스트푸드 회사와 콜라 회사는 어린이들이 브랜드의 이름을 알기 전이라도 브랜드의 로고는 기억할 수 있다는 사실을 알아차렸다. 이것은 광고에서 사용하는 로고가 왜 그처럼 깔끔하고 단순하며 때론 만화 같은 느낌을 주는지에 대한 이유를 설명해준다. 광고 대행사는 그렇게 함으로써 어린아이들에게 강한 인상을 남기는 것이다.

조 카멜(Joe Camel)이라는 담배 광고가 모든 대중 매체에서 나오던 1991년 《미국 의학협회 저널》에 발표된 연구에 의하면, 미국에 사는 거의 대부분의 여섯 살 난 어린이들이 조 카멜을 알고 있다는 것이 밝혀졌으며, 어린이들은 조 카멜의 낙타 이미지를 미키 마우스처럼 인식하고 있었다고 한다!

여섯 살 난 어린이가 담배를 피우는 것은 아니겠지만, 담배회사의 의도는 그 어린이들이 나중에 성인이 되었을 때 이 담배가 얼마나 '맛 좋은 담배'인지를 기억하게 하려는 것이었다. 이와 동일한 추론이 탄산음료와 콜라의 광고 및 로고에도 적용된다.

어떤 조사에서는 미국에서 한 살이나 두 살이 된 어린이의 5분의 1이 탄산음료를 마시고, 심지어 어떤 아이들은 젖병에 맥도날드 밀크셰이크를 넣어 마신다는 사실을 발견했다. 콜라를 마시면 살이 찌는 것은 물론이고 카페인이 들어 있어 중독성을 띤다.

두 살 때부터 콜라를 갈망하고 브랜드에 대한 충성도까지 생기니 콜라 회사로서는 더 이상 바랄 것이 없다.

하지만 그들은 그 이상의 것을 바랐다. 유명한 청량음료 제조사가 젖병 회사에 자신들의 로고를 사용할 수 있도록 허가한 것에 다른 이유가 있겠는가?

메리언 네슬(Marion Nestle) 교수가 《식품 정치학(Food Politics)》에서 설명한 것처럼, 한 탄산음료 제조사의 변명은 이처럼 '재미있는 로고'가 유아에게 재미있는 경험을 느끼게 해주고 어머니와 자녀 사이의 유대감을 강화시킨다는 것이었다.

그들의 변명에 담긴 유일한 진실은 그처럼 작은 눈속임이 청량음료 제조사에 수백만 달러의 이익을 보장해준다는 것이다. 어쨌든 연구 결과에서 밝혀진 것은, 이러한 젖병을 사용하는 부모들이 콜라 회사가 원하는 대로 자기 자녀들에게 청량음료를 마시게 할 가능성이 더 높다는 사실이다.

'무의식적인' 중독

우리는 이 책 앞부분에서 음식에 대한 갈망을 이야기했는데, 여러분은 무엇이 음식 중독을 만드는 원인이 되는지 궁금하게 여겨본 적이 있는가? 우리는 어떻게 해서 치킨을 생각하면 침을 흘리고 싫어하는 음식을 보면 코를 찡그리는 것일까?

아마도 그에 대한 답, 혹은 최소한 답의 일부분은 밈(meme)이라 불리는 비유전적 문화 요소, 즉 중뇌 깊숙이 묻혀 있는 사소한 생각이나 인식 혹은 이미지에 있을 것이다. 과학자들은 밈을 자연계 안에서의 자연스러운 선택 과정과 대비되는 문화적 선택 과정을 통해 변형되고 복제된 우리의 '문화적 DNA'라고 부른다.

이것이 음식과 음료에 적용되면 그 작동 방식이 분명히 드러난다. 어린아이가 콜라나 과자 혹은 디저트용 컵케이크를 처음 먹어보고 맛있다는 느낌을 갖게 되면, 뇌는 이것을 '좋은 것' 혹은 '긍정적인' 자극으로 저장하기 때문에 다음번에도 같은 경험을 하고 싶어 한다.

이것은 생각이나 이미지가 도파민이라는 신경 전달 물질에 의해 강화되는 뇌의 '쾌락 중추' 혹은 '보상 중추'를 활성화시켜 일어나는 현상이다. 뇌의 쾌락 중추는 즐거운 느낌을 만들고, 그런 느낌을 만들어 낸 행동을 반복하도록 여러분을 북돋운다.

어린이들이 과자를 먹었을 때 좋은 느낌을 경험하는 이유는 무엇일까? 그것은 부모들이 무언가에 대한 보상의 의미로 과자를 주기 때문이기도 하고, 광고에서 그렇다고 하기 때문일 수도 있으며, 혹은 아이가 이미 먹어본 다른 것과 비슷한 맛을 내기 때문일 수도 있다.

광고 대행사와 결탁한 식품 및 음료 회사는 어린이들을 타깃으로 텔레비전 방송 광고를 보고 있는 동안에도 쾌락 중추를 자극하기 위해 교묘하고 대단히 충격적인 마케팅 전략을 사용한다. 물론 그들의 목적은 아이들의 마음을 사로잡는 것이다.

가공된 독소

우리는 설탕이 들어간 콜라나 탄산음료가 어린이의 체중 증가에 있어 최대의 적인 이유가 무엇인지에 대해 이미 살펴보았다. 우리는 자녀가 어릴 때부터 아무 생각 없이 콜라를 비롯한 다른 청량음료를 먹이면서 그들을 키워왔다는 사실도 잘 알고 있다.

연구원들은 지나친 탄산음료 섭취와 정신적 건강 사이의 연관성을 발견했다. 5000명의 노르웨이 10대 청소년들을 대상으로 오슬로 대학교에서 수행된 한 연구에서는 너무 많은 탄산음료를 마시는 10학년(고1) 청소년들에게 과잉행동장애가 있으며, 정신적 장애로 고통을 겪고 있다는 사실을 발견했다. 또한 10대 청소년들이 더 많은 탄산음료를 마실수록 과잉행동장애의 정도가 더 심해졌다.

주의력결핍 과잉행동장애(ADHD)를 비롯한 행동장애가 있는 청소년의 부모들은 자녀의 식단에서 탄산음료 외에 과자, 컵케이크 그리고 설탕이 들어간 아침 식사용 시리얼 등을 없애야 한다.

계속 되풀이하는 말이지만, 가공식품에는 식용색소와 엄청난 양의 화학 첨가물이 들어 있기 때문에 어린이의 ADHD를 비롯한 행동장애와 밀접한 연관성이 있다.

영국 식품안전처의 의뢰를 받은 연구에서, 사우샘프턴 대학교의 연구원들은 식용색소 및 방부제와 과잉행동 사이의 좀 더 깊은 연관성을 발견했다.

이 연구에는 대략 300명의 어린이가 뽑혔고 두 개의 연령대로 구분되었는데, 한 그룹은 3세 어린이들이었고 다른 한 그룹은 8~9세의 어린이들이었다.

연구 대상인 어린이들에게는 식용황색 제5호(E110), 식용황색 제4호(E102), 적색식품색소(E122), 식용적색 제102호(E124), 벤조산나트륨(E211), 식용색소적색 제40호(E129) 등의 식용색소가 혼합된 과일 주스가 제공되었다.

연구 결과는 2008년에 영국의 저명한 의학 저널 《랜싯》에 게재되었는데, 연구원들은 두 연령대의 어린이들이 모두 과잉행동 증상을 보인다는 사실을 발견했다. 더 어린 나이의 실험 대상자들 중에서 과잉행동의 정도가 더 심한 어린이는 화학 첨가물이 더 많이 혼합된 음료를 마시고 있었다.

그러나 나쁜 영향을 미친 것은 정제 설탕과 식용색소뿐만이 아니었다. 흰 빵 혹은 파스타처럼 하얀 밀가루로 만든 식품에 들어 있는 정제된 탄수화물은 우울증, 과격한 행동 그리고 학습 장애와 같은 정신적 장애를 더욱 악화시킨다. 이런 것들을 '브레인 포그(brain fog)'라고 부르는데, 어린이들이 오랫동안 한 가지에 집중하지 못하고 혼란스러움을 느끼는 상태를 말한다.

일부 전문가들은 많은 양의 정제 설탕을 섭취할 때 비타민 B군 및 마그네슘, 아연 등의 미네랄처럼 몸에서 신경학적 건강에 필수적인 영양소를 빼앗아간다고 여긴다.

만약 여러분의 자녀에게 행동장애가 있다면 자녀의 식단에 과일, 채소, 통곡물 그리고 슈퍼푸드 등의 가공되지 않은 천연 식품을 많이 포함시키는 것이 좋다.

이미 앞에서도 언급했듯이, 우리의 건강을 스스로 책임질 수 있다면, 우리의 선천적인 지혜와 우리를 위한 자연의 세심한 계획에 귀 기울일 수 있다면, 우리는 우리 자신뿐만 아니라 자녀들의 건강까지도 함께 돌볼 수 있게 될 것이다.

"우리들 각자의 내면에 있는 자연의 힘은
가장 위대한 질병 치유자이다."
― 히포크라테스

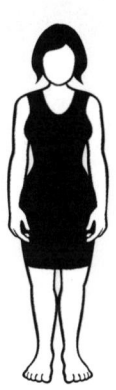

굶지 말고 해독하라

초판 1쇄 발행 | 2015년 11월 17일
초판 3쇄 발행 | 2021년 4월 30일

지은이 | 안드레아스 모리츠
옮긴이 | 정진근
발행인 | 김태진 · 승영란
편집주간 | 김태정
디자인 | 여상우
마케팅 | 함송이
경영지원 | 이보혜
인쇄 | 다라니인쇄
제본 | 경문제책사
펴낸곳 | 에디터
주소 | 서울특별시 마포구 만리재로 80 예담빌딩 6층
문의 | 02-753-2700, 2778 FAX 02-753-2779
등록 | 1991년 6월 18일 제313-1991-74호

값 14,500원
ISBN 978-89-6744-162-3 13510

이 책은 에디터와 저작권자와의 계약에 따라 발행한 것이므로
본사의 서면 허락 없이는 어떠한 형태나 수단으로도 이 책의 내용을 이용하지 못합니다.

■ 잘못된 책은 구입하신 곳에서 바꾸어 드립니다.